应用型本科护理学专业教学辅助丛书

陈华丽　方海云　张美芬　主编

NURSING

儿科护理学
临床综合实训指导

陈华丽　秦秀群　付雪◎主编

U0385749

中山大学出版社
SUN YAT-SEN UNIVERSITY PRESS
·广州·

图书在版编目（CIP）数据

儿科护理学临床综合实训指导 / 陈华丽，秦秀群，付雪主编. —广州：中山大学出版社，2022.10

（应用型本科护理学专业教学辅助丛书 / 陈华丽，方海云，张美芬主编）

ISBN 978-7-306-07606-9

Ⅰ.①儿…　Ⅱ.①陈…　②秦…　③付…　Ⅲ.①儿科学—护理学　Ⅳ.① R473.72

中国版本图书馆 CIP 数据核字（2022）第 137633 号

ERKE HULIXUE LINCHUANG ZONGHE SHIXUN ZHIDAO

出 版 人：王天琪
策划编辑：嵇春霞　廖丽玲
责任编辑：廖丽玲
封面设计：林绵华
责任校对：赵　婷
责任技编：靳晓虹
出版发行：中山大学出版社
电　　话：编辑部 020-84110776，84110779，84111997，84113349
　　　　　发行部 020-84111998，84111981，84111160
地　　址：广州市新港西路 135 号
邮　　编：510275　　　　　传　真：020-84036565
网　　址：http://www.zsup.com.cn　　E-mail：zdcbs@mail.sysu.edu.cn
印 刷 者：佛山市浩文彩色印刷有限公司
规　　格：787mm×1092mm　1/16　13 印张　228 千字
版次印次：2022 年 10 月第 1 版　　2022 年 10 月第 1 次印刷
定　　价：58.00 元

前　言

PREFACE

本教材是以护理学专业本科生的培养目标为依据，以培养学生能力为重点，以提高学生素质为核心，为培养高素质应用型护理人才而编写的儿科护理学临床综合实践训练指导教材，适用于应用型本科护理学专业学生及临床规培护士。

编写团队结合临床护理实践，以整体护理为理念，融合多学科的现代护理知识，探究国内外先进的护理技术，力求编写一本兼具理论性与实用性的儿科护理学临床综合实践训练指导教材，指导护理人员全方位地为儿童提供全程的关怀性照顾，保障和促进儿童身心健康。

本教材使用"以病案为引导，以护理程序为框架"的模式，形式上力求语言精练、结构严谨，内容上将理论与临床实践相结合，方法具体、实用性强，为提高学习者的创新思维能力、独立解决儿科护理问题的能力奠定理论基础，并为其以后的儿科临床工作奠定初步的实践基础。

本书共12章39节，全面阐述了儿童时期各系统常见疾病的临床特点、治疗原则、护理评估、护理措施及健康教育要点，亦匹配了护士工作中常见的基础及专科护理技能操作，同时添加了知识拓展，将理论与实践紧密结合。各章节内容均由临床经典案例引入，以提出问题的方式，将护理程序有机贯穿于其中，引导学生建立临床思维，提高临床观察、分析、判断和解决问题的能力，并对患儿实施整体护理。

本教材力求内容新颖、理论联系实际、段落层次清楚、文字结构严谨、语句精练通顺，但因编写团队水平有限，虽经过多次修改及审校，书中仍难免存在错漏和不当之处，希望广大师生在教学中积极使用此教材，并提出宝贵意见，以便后续修订完善，共同打造精品应用型护理学教材。

编　者

2021 年 9 月

第一章　新生儿疾病患儿的护理

第一节　早产儿的护理

临床病例

现病史

　　患儿，女，因"出生胎龄26周，生后30分钟"入院。G1P1，孕26周，剖宫产娩出。出生体重800 g，身长35 cm，羊水清，Apgar评分满分。出生后即出现呼吸困难，予气管插管接气囊加压给氧。入科后置暖箱保暖，予心率、血氧饱和度监测。行羊水泡沫试验，结果（－）。

　　父母体健，非近亲结婚，否认肝炎、结核等传染病史，否认地中海贫血、G6PD缺乏症等遗传病史。

【问题1】根据新生儿分类，此患儿属于哪一类新生儿？

关键词：胎龄、孕周、体重

　　新生儿是指从出生到满28天的婴儿。胎儿的成熟不仅取决于胎龄，也与体重密切相关，因此，应根据胎龄、出生体重和胎龄与体重的关系对新生儿进行分类，然后根据分类有所侧重地进行监护和处理。

1. 根据胎龄分类

　　（1）足月儿：指胎龄满37周至未满42周的新生儿。

　　（2）早产儿：指胎龄未满37周的新生儿。早产儿又分为晚期早产儿（34～36^{+6}周）、中期早产儿（32～33^{+6}周）、极早产儿（28～31^{+6}周）和超早产儿（＜28周）。

　　（3）过期产儿：指胎龄满42周以上的新生儿。

　　胎龄可根据母亲末次月经计算，也可根据新生儿出生后48小时内的外表特征和神经系统检查估计（简易胎龄评估）。28周以下早产儿胎龄评估采用Dubowitz胎龄评分法。

足月儿与早产儿的对比如图 1-1 至图 1-5 所示。

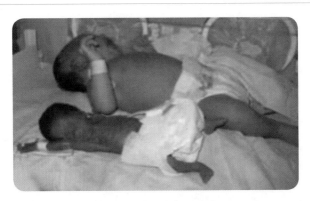

图 1-1　足月儿与早产儿

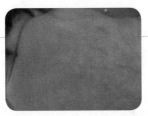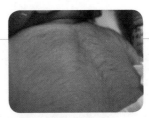

图 1-2　足月儿（左）与早产儿（右）的皮肤

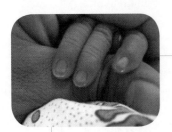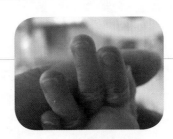

图 1-3　足月儿（左）与早产儿（右）的指甲

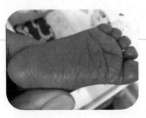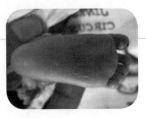

图 1-4　足月儿（左）与早产儿（右）的足底纹理

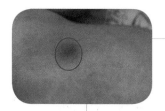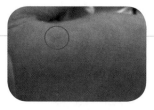

图1-5　足月儿（左）与早产儿（右）的乳头

知识链接

简易胎龄评估法详见表1-1。

表1-1　简易胎龄评估法

体征	0分	1分	2分	3分	4分
足底纹理	无	前半部不明显红痕	红痕＜前半部，褶痕＜前1/3	折痕＞前2/3	明显、深的折痕＞前2/3
乳头形成	难认，无乳晕	明显可见乳晕淡、平，直径＜0.75 cm	乳晕呈点状，边缘不突起，直径＜0.75 cm	乳晕呈点状，边缘突起，直径＞0.75 cm	—
指甲	—	未达指尖	已达指尖	超过指尖	—
皮肤组织	很薄，胶冻状	薄而光滑	光滑，中等厚度，皮疹或表皮翘起	稍厚，表皮皲裂翘起，以手足最为明显	厚，羊皮纸样，皲裂深浅不一

注：胎龄周数＝总分＋27；各体征的评分如介于两者之间，可用其均数。

2. 根据体重分类

（1）低出生体重儿（low birth weight，LBW）：指出生体重不足2500 g者，其中体重不足1500 g者称为极低出生体重儿（very low birth weight，VLBW），不足1000 g者又称为超低出生体重儿（extremely low birth weight，ELBW）。

（2）正常出生体重儿：指出生体重在2500～3999 g之间者。

（3）巨大儿：指出生体重超过4000 g者。

3. 根据体重与胎龄关系分类

（1）小于胎龄儿（small for gestational age）：指出生体重在同胎龄儿平均体重的第 10 百分位以下的新生儿。胎龄已足月而体重在 2500 g 以下的新生儿又称足月小样儿。

（2）适于胎龄儿（appropriate for gestational age）：指出生体重在同胎龄平均体重的第 10 ～ 90 百分位者。

小于胎龄儿与适于胎龄儿对比如图 1-6 所示。

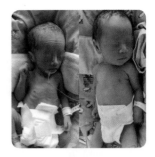

图 1-6　小于胎龄儿（左）与适于胎龄儿（右）

知识链接

中国不同胎龄新生儿出生体重百分位数参考值详见表 1-2。

表1-2　中国不同胎龄新生儿出生体重百分位数参考值

（单位：g）

出生胎龄（周）	P_3	P_{10}	P_{25}	P_{50}	P_{75}	P_{90}	P_{97}
24	339	409	488	588	701	814	938
25	427	513	611	732	868	1003	1148
26	518	620	735	876	1033	1187	1352
27	610	728	860	1020	1196	1368	1550
28	706	840	987	1165	1359	1546	1743
29	806	955	1118	1321	1522	1723	1933
30	914	1078	1256	1467	1692	1906	2128
31	1037	1217	1410	1637	1877	2103	2336
32	1179	1375	1584	1827	2082	2320	2565
33	1346	1557	1781	2039	2308	2559	2813
34	1540	1765	2001	2272	2554	2814	3079
35	1762	1996	2241	2522	2812	3080	3352
36	2007	2245	2495	2780	3075	3347	3622
37	2256	2493	2741	3025	3318	3589	3863

续表1-2

出生胎龄（周）	P₃	P₁₀	P₂₅	P₅₀	P₇₅	P₉₀	P₉₇
38	2461	2695	2939	3219	3506	3773	4041
39	2589	2821	3063	3340	3624	3887	4152
40	2666	2898	3139	3415	3698	3959	4222
41	2722	2954	3195	3470	3752	4012	4274
42	2772	3004	3244	3518	3799	4058	4319

结合以上知识点可以得出：此患儿为超早产儿、超低出生体重儿、适于胎龄儿。

查体

早产儿貌，精神反应低下，全身皮肤黏膜苍白，四肢湿冷，肛温36.0 ℃；呼吸急促，约70次/分，不规则，三四征（+），双肺呼吸音粗，未闻及干湿啰音。心率139次/分，律齐，未闻及病理性杂音，腹平软，肝、脾肋下未及。胎龄评估25周。

【问题2】此患儿出现了什么问题？应如何护理？

关键词：早产儿、低体重、精神反应差

此患儿出现了以下问题。

1. 低体温

早产儿的体温调节中枢发育不成熟，体温调控不稳定，易受外界环境的影响。

中性温度（neutral temperature）是指能维持正常体核温度和皮肤温度的最适宜的环境温度，在此温度下，身体耗氧量最少，蒸发散热量最少，新陈代谢最慢。

美国儿科学会2015年发布的《新生儿复苏指南》强调，无窒息新生儿出生后体温应维持在36.5～37.5 ℃。

新生儿的适中环境温度详见表1-3。

表1-3 新生儿的适中环境温度

体重（kg）	适中环境温度均值			
	35℃	34℃	33℃	32℃
1.0	≤10天	>10天	>3周	>5周
1.5	—	≤10天	>10天	>4周
2.0	—	≤2天	>2天	>3周
>2.5	—	—	≤2天	>2天

注：双壁或加隔热罩的单壁温箱，裸体放置的健康新生儿，均匀环境温度，无风，中等湿度。

护理措施：

（1）早产儿出生时要提高产房的温度至25～26℃，辐射抢救台应预热至34～36℃，预热保暖包，预温早产儿转运箱。出生体重小于1500 g的早产儿出生后应立即包裹保鲜膜或使用保暖装置，以防热量丢失。入室后立即将其放置于提前预热好的暖箱中，保持合适的温湿度，使患儿核心温度恒定在36.5～37.5℃，以后再根据日龄及体重调节箱温。

（2）患儿发生低体温时，予热毛巾或衣物包裹复温保暖，不提倡使用热水袋，以防发生低温烫伤。

新生儿低体温分度（根据核心体温）

◇ 轻度：36～36.4℃（96.8～97.6 ℉）。

◇ 中度：32～35.9℃（89.6～96.6 ℉）。

◇ 重度：<32℃（89.6 ℉）。

核心体温目标：37℃（98.6 ℉）。

2. 低效型呼吸形态

低效型呼吸形态与患儿早产、呼吸中枢和呼吸系统发育不成熟有关。

护理措施：

（1）维持有效的呼吸。超早产儿呼吸中枢发育不成熟，肺泡表面活性物质分泌不足，易发生肺透明膜病或呼吸暂停等。预防或治疗新生儿肺透明膜病可给予猪肺磷脂注射液（固尔苏）气管内注入替代肺表面活性物质治疗。

（2）及时清理呼吸道分泌物，保持呼吸道通畅。仰卧位时肩下垫高2 cm，使颈部轻微拉伸，头部置于鼻吸气位。

（3）监测心率血氧饱和度，观察患儿呼吸形态。发现患儿发生呼吸暂停时，予托背、弹或拍打足底、按摩腹部，使其恢复呼吸。

（4）用氧安全。早产儿吸氧时 SpO_2 维持在 90% ～ 95% 之间或动脉氧分压维持在 50 ～ 70 mmHg，以避免早产儿视网膜病变的发生。

治疗

患儿纠正胎龄 28 周，体重 820 g；精神反应可，全身皮肤黏膜红润，四肢暖；在高流量给氧下呼吸平顺。予母乳鼻饲，耐受好；中心静脉营养支持治疗。

【问题 3】目前针对患儿的护理问题及护理措施是什么？

关键词：发展性照顾

1. 发展性照顾

该患儿目前生命体征稳定，体重开始增长，喂养耐受好，有对症营养支持。此阶段患儿应强调发展性照顾。发展性照顾（developmental care）也叫发育支持护理，指改变新生儿重症监护病房（neonatal intensive care unit，NICU）的环境和照顾方式从而保障早产儿及其家属身心健康的护理方法，如可控制环境对早产儿的影响，减少环境中的光线、噪音。

2. 提供舒适的体位

适宜的体位可以促进早产儿身体的伸展和屈曲的平衡。早产儿体位摆放的原则：四肢中线屈曲位，肢体活动周围有边界，并促进身体的对称性，防止不正确的姿势和变形。使用鸟巢护理，即让早产儿的四肢均能触及周边，给他提供类似子宫内的触觉刺激，增加其安全感，减少皮肤擦伤。

3. 实施袋鼠式护理

将早产儿放在父母赤裸的胸前，可以帮助新生儿保温，减少新生儿低体温的发生；稳定宝宝心率、呼吸及血氧饱和度，让宝宝有安全感、减少哭闹，有利于体重增长，促进宝宝神经系统统合能力的提高；促进亲子建立亲密关系，减少父母的压力和焦虑。

4. 控制侵入性的操作

操作尽量集中进行，在治疗或操作前应轻轻抚摸或唤醒睡眠中的患儿，操作过程中给予安抚措施，控制疼痛。

5. 非营养性吸吮

非营养性吸吮可通过刺激口腔触觉受体进而提高疼痛阈值，直接或间接促进 5- 羟色胺的释放，产生镇痛作用。非营养性吸吮还能够分散患儿注意力，使其减少激惹，保持安静状态，降低生命体征，如心率和血氧饱和度的波动幅度。

6. 抚触

按摩、拥抱及肌肤接触等将良性温和刺激经由表皮神经末梢传递至中枢神经系统，使患儿获得安全感及依附感，起到安慰作用，调节行为状态，降低患儿对疼痛的敏感性。（图 1-7）

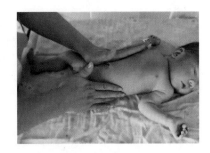

图 1-7 婴儿抚触

7. 鼓励父母的参与

提供定时的探视，鼓励父母参与到早产儿的照顾计划中，帮助父母认识早产儿的行为，增进父母对早产儿护理的信心和认可，促进父母与早产儿的互动。

出院

患儿无发热，无气促，无抽搐、肢体抖动，无烦躁、激惹、嗜睡，无腹胀、呕吐，吃奶可，大小便正常。纠正胎龄 42 周，体重 2.5 kg，身长 43 cm。查体：反应好，全身皮肤黏膜正常，前囟平软，呼吸约 44 次 / 分，双肺呼吸音清，未闻及啰音，心率 132 次 / 分，律齐，心腹无明显异常，四肢肌张力正常，原始反射正常。

予出院。

【问题4】出院健康教育要点有哪些？

（1）安全喂奶。喂养时不宜过快，经口喂养时若出现口唇微发绀，应暂停喂奶，休息片刻，待患儿充分呼吸，面色转红润再继续哺喂。喂奶时和喂奶后采取斜坡卧位和右侧卧位，以免发生误吸和胃食管反流。注意喂奶前更换尿布，喂奶后竖起拍背至嗝气。

（2）预防感染。房间内每日开窗通风，尽量少去人员聚集的公共场所，避免接触呼吸道感染的人员。

（3）保持皮肤清洁，每日沐浴。沐浴时，将室温调至 26 ～ 28 ℃，关好门窗，水温约 40 ℃，先放冷水，再加热水，注意安全，动作尽量快，沐浴后擦干保暖。

（4）注意保暖，着合适衣物，勿过量，保证新生儿手脚温暖即可。

（5）定时预防接种，定期行眼底筛查。

（6）定期到儿童保健门诊随访及监测宝宝生长发育情况。

（7）如有不适，门诊随诊。

【思考题】

如果你是当班护士，产房告知有一个孕 26 周的孕妇正在临产，你应作何应对？要准备什么？

（编者：曾燕婷、代群）

第二节　新生儿肺透明膜病

临床病例

现病史

患儿，男，因"出生胎龄30+1周，生后20分钟"入院。患儿系G2P3，因其母"1.胎膜早破（2天）；2.先兆早产；3.妊娠期糖尿病；4.高龄经产妇妊娠监督；5.双胎妊娠"，予剖宫产娩出。羊水清，Apgar评分：1分钟评10分，5分钟评10分。

父母体健，非近亲结婚，母亲血型O型。定期于外院产检，因

"停经26周，B超发现宫颈缩短1天"于我院产科保胎治疗，已予足量地塞米松治疗。

入院体格检查：体温37.0℃，呼吸频率50次/分，脉搏160次/分，血压65/39 mmHg，体重1.46 kg，头围27.5 cm，身长39 cm。神清，反应可，全身皮肤黏膜红润，哭声大，呼吸45次/分，双肺呼吸音清，三凹征（−），未闻及干湿性啰音；心腹无明显异常。

快速血气分析：pH 7.26，PCO_2 57.9 mmHg，PO_2 54.8 mmHg，Lac 2.1 mmol/L，GLU 4.7 mmol/L，HCO_3^- 23.0 mmol/L，BE −1.0 mmol/L。

羊水泡沫试验（＋）。

入院后2.5小时，患儿出现呼吸困难，呼吸频率65次/分，三凹征（＋）伴呻吟、鼻翼扇动。快速血气分析示：pH 7.25，PCO_2 62 mmHg，PO_2 50 mmHg，Lac 3.5 mmol/L，HCO_3^- 24.0 mmol/L，BE −1.5 mmol/L。

【问题1】此患儿发生了什么病情变化？

关键词：呼吸窘迫、肺表面活性物质

结合此患儿的出生胎龄和羊水泡沫试验结果，以及其发病的时间，怀疑其发生了新生儿肺透明膜病。

新生儿肺透明膜病（hyaline membrane disease，HMD）又称新生儿呼吸窘迫综合征（neonatal respiratory distress syndrome，NRDS），系指出生后不久即出现进行性呼吸困难、发绀、呼气性呻吟、吸气性三凹征和呼吸衰竭。此病多见于早产儿，因肺表面活性物质不足导致进行性肺不张，出生后4～6小时内出现逐渐加重的呼吸困难、呼吸逐渐增快（＞60次/分）。

> **知识链接**
>
> 新生儿肺透明膜病是因为缺乏由Ⅱ型肺泡细胞产生的肺表面活性物质（pulmonary surfactant，PS）所造成，肺表面活性物质的80%以上由磷脂（phospholipid，PL）组成，在胎龄20～24周时出现，35周后迅速增加，故此病多见于早产儿，胎龄越小，发病率越高。
>
> 肺表面活性物质缺乏的原因有：①早产，胎龄小于35周的早产儿Ⅱ型细胞发育未成熟，PS生成不足；②缺氧、酸中毒、低温等均能抑

制早产儿生后 PS 的合成；③糖尿病孕妇的胎儿，其胎儿胰岛细胞增生，而胰岛素具有拮抗肾上腺皮质激素的作用，延迟胎肺成熟；④剖宫产，因其缺乏正常子宫收缩，刺激肾上腺皮质激素增加，促进肺成熟，PS 相对较少；⑤通气失常，可影响 PS 的合成；⑥肺部感染，Ⅱ型细胞遭破坏，PS 产量减少。肺表面活性物质能降低肺泡壁与肺泡内气体交界处的表面张力，使肺泡张开，因其半衰期短而需要不断补充。肺表面活性物质缺乏时，肺泡表面张力增高，按照公式 P（肺泡回缩率）$= 2T$（表面张力）$/r$（肺泡半径），呼气时半径最小的肺泡最先萎陷，于是发生进行性肺不张，导致临床上呼吸困难和发绀等症状进行性加重。

其过程如下：肺表面活性物质不足→肺泡壁表面张力增高（肺泡回缩力增高）→半径最小肺泡最先萎陷→进行性肺不张→缺氧、酸中毒→肺小动脉痉挛→肺动脉压力增高→卵圆孔及动脉导管开放→右向左分流（持续胎儿循环）→肺灌流量下降→肺组织缺氧加重→毛细血管通透性增高→纤维蛋白沉着→透明膜形成→缺氧、酸中毒更加严重，造成恶性循环。

胃液泡沫试验可用于检测早产儿肺成熟度。

操作方法：将刚出生早产儿插胃管抽取胃液 1 mL 倒入试管中，加入等量 95% 乙醇摇荡 15 秒后静置 15 分钟。液面无泡沫者为阴性；1/3 试管周至整个试管周有一层小泡沫为（++）；（+）或（++）为可疑，提示肺发育不够成熟，可疑 HMD；试管上部有较厚的泡沫层为（+++），表示 PS 多，肺已成熟。

原理及临床意义：

（1）原理：PS 是一种磷脂 - 蛋白质复合物，有助于泡沫的形成和稳定，而 95% 乙醇则阻止泡沫的形成。泡沫越多，提示磷脂类物质越丰富，表示 PS 含量越多。

（2）临床意义：PS 在胚胎发育第 22～24 周由肺泡上皮细胞的Ⅱ型细胞产生，26～32 周数量仍较少，34～35 周 PS 数量迅速增加，部分排进羊水中，胎儿期少量羊水随胎儿吞咽动作吞入胃内，在娩出过程也有适量肺液进入胃内。故刚出生新生儿胃内含有一定量羊水，短时间内未被胃酸分解，可抽取胃液间接测试 PS。

【问题2】针对此患儿目前的情况应如何处理？

关键词：治疗原则、PS替代

1. 治疗原则

（1）保持足够的通气，保证氧合。可使用持续气道正压通气系统（continuous positive airway pressure，CPAP）、头罩或呼吸机。

（2）保持酸碱平衡。

（3）保持适宜温度环境。

（4）保持足够的组织充盈和氧合。

（5）预防低血压。

（6）保持足够的液体量、电解质，呼吸增快时避免进行喂养，防止误吸。

2. 肺表面活性物质替代疗法

肺表面活性物质有天然制剂、人工合成制剂和混合制剂三种。由羊水、牛肺、猪肺或羊肺洗液中提取的天然制剂疗效较人工合成者为好。混合制剂系在天然制剂中加少量人工合成的二棕榈卵磷脂和磷脂甘油。肺表面活性物质制剂100～200 mg/kg尽早由气管导管滴入，可用于预防或治疗HMD。

3. 对症处理

（1）注意保暖，保证体温在36.5～37 ℃。

（2）体位管理，侧卧位或仰卧位，肩下垫毛巾卷使颈部轻微拉伸，让头部处于鼻吸气位置。

（3）经常清除咽部黏液，保持呼吸道通畅。

（4）保证营养和液体入量。

【问题3】如何预防新生儿肺透明膜病？

关键词：激素治疗、辅助通气、PS

1. 产前预防

对有可能发生早产的孕妇肌内注射地塞米松每次5～6 mg，12小时重复1次，4次为一个疗程。应在分娩前7天至24小时给药。

2. 出生后预防

有呼吸窘迫综合征（respiratory distress syndrome，RDS）风险的新生儿应在出生后立即使用CPAP。如果RDS进展需要使用PS，则越早越好。采用INSURE技术，可以减少气漏。对于出生胎龄小于28周或生后需要气管插管者可以考虑早期预防性应用PS。

INSURE（intubate-surfactant-extubate to CPAP）技术是指"气管插管—使用肺表面活性物质 PS（由气管内注入）—拔管给予 CPAP"的总称。

（编者：梁雪冰、纪曼芬）

第三节 新生儿窒息

临床病例

现病史

患儿系 G4P2，胎龄 37^{+4} 周，因其母"1.高危妊娠监督；2.原有的糖尿病(糖尿病合并妊娠)；3.妊娠合并甲状腺机能减退；4.瘢痕子宫；5.胎儿宫内窘迫？"，予剖宫产娩出。羊水清。Apgar 评分：1 分钟评 1 分（心率得 1 分），予清理呼吸道，气管插管接气囊加压给氧，心率升至100 次 / 分以上，但肤色仍苍白，反应弱，自主呼吸不强；5 分钟评 6 分（皮肤颜色、反应、肌张力、呼吸各扣 1 分）；10 分钟评 7 分，体重4.3 kg，身长 53 cm。带气管插管转入新生儿科治疗。

【问题 1】患儿是否发生窒息？窒息分级为几级？

关键词：胎心、Apgar 评分

1. 胎儿缺氧

胎儿缺氧，晚期胎心反应欠佳；患儿 Apgar 评分为 1 分钟评 1 分（心率得 1 分），5 分钟评分评 6 分（皮肤颜色、反应、肌张力、呼吸各扣 1 分），10 分钟评 7 分（皮肤颜色、反应、呼吸呼各扣 1 分），为重度窒息。且血气分析示 pH ≤ 7.25 时提示胎儿严重缺氧。

知识链接

新生儿窒息是胎儿因缺氧发生宫内窘迫或娩出过程中引起的呼吸、循环障碍，以致生后 1 分钟内无自主呼吸或未能建立规律性呼吸，从而导致低氧血症和混合型酸中毒。该病是新生儿伤残和死亡的重要原因之一。国内发病率为 5% ~ 10%。

Apgar 评分是一种简易的临床上评价新生儿窒息程度的方法。内容包括心率、呼吸、对刺激的反应、肌张力和皮肤颜色等 5 项。每项 0 ~ 2 分，总共 10 分，8 ~ 10 分为正常，4 ~ 7 分为轻度窒息，0 ~ 3 分为重度窒息。生后 1 分钟评分可区别窒息程度，5 分钟及 10 分钟评分有助于判断复苏效果和预后。（表 1-4）

表1-4　Apgar评分法

体征	评分		
	0	1	2
皮肤颜色	青紫和苍白	身体红、四肢青紫	全身红
心率（次/分）	—	<100	>100
弹足底或插鼻管反应	无反应	有些动作，如皱眉	哭、喷嚏
肌张力	松弛	四肢略屈曲	四肢活动
呼 吸		有，不规则	正常，哭声响

2. 窒息分级及表现

（1）轻度窒息。具备以下表现为轻度窒息，Apgar 评分 4 ~ 7 分。

1）新生儿面部与全身皮肤青紫；

2）呼吸表浅或不规律；

3）心跳规则，强而有力，心率 80 ~ 120 次/分；

4）对外界刺激有反应，肌张力好；

5）喉反射存在。

（2）重度窒息。具备以下表现为重度窒息，Apgar 评分 0 ~ 3 分。

1）皮肤苍白，口唇暗紫；

2）无呼吸或仅有喘息样微弱呼吸；

3）心跳不规则，心率 < 80 次/分，且弱；

4）对外界刺激无反应，肌张力松弛。

【问题2】该患儿发生窒息的可能因素有哪些？

关键词：高危妊娠、糖尿病、巨大儿、甲状腺功能减退

可能因素为：其母高危妊娠监督，有糖尿病病史6年；患儿出生体重4.3 kg；其母妊娠合并甲状腺功能减退。

> **知识链接**
>
> **新生儿窒息的相关因素**
>
> 　　母体因素：①初产年龄大于35岁或小于16岁；②妊娠期高血压疾病，如妊娠高血压、子痫、先兆子痫；③呼吸系统疾病，如支气管哮喘、肺部疾患；④循环系统疾病，如严重的心脏病、慢性高血压；⑤严重的肾脏病，伴有或不伴有高血压；⑥糖尿病（D、E、F级）；⑦严重的甲状腺疾病；⑧癫痫，妊娠期发作；⑨尿雌三醇低；⑩严重贫血（≤100 g/L）；⑪同种血型免疫，如母—儿Rh血型、ABO血型、其他血型等不合引起的儿体溶血；⑫胎盘问题，如胎盘早剥、前置、过小、形态异常、梗死、炎症、水肿等；⑬其他产前大出血；⑭低血压，如血容量不足、腹腔静脉受压、降压药过量、硬膜外麻醉等。
>
> 　　胎儿因素：①早产儿、小于胎龄儿、巨大儿；②先天畸形，如呼吸道畸形；③羊水胎粪吸入气道；④胎儿宫内感染所致神经系统受损等。

【问题3】患儿发生窒息后的处理措施有哪些？

关键词：自主呼吸受损、体温过低、焦虑

1. 复苏

新生儿窒息的复苏应由产科及儿科医生、护士共同合作进行。

（1）复苏程序。严格按照A→B→C→D步骤进行，顺序不能颠倒。

A. 通畅气道（要求在出生后15～20秒完成）。

①新生儿娩出后即置于预热的保暖台上。

②温热干毛巾擦干头部及全身，减少散热。

③摆好体位，肩部以布卷垫高2.0～2.5 cm，使颈部轻微伸仰（图1-8）。

④立即吸净口、咽、鼻黏液，吸引时间不超过10秒，先吸口腔，再吸鼻腔黏液。

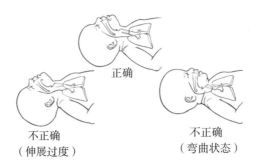

正确

不正确
（伸展过度）

不正确
（弯曲状态）

图 1-8　通畅气道

B. 建立呼吸。

①触觉刺激。拍打足底和摩擦婴儿背来促使呼吸出现（图 1-9）。婴儿经触觉刺激后，如出现正常呼吸、心率大于 100 次 / 分、肤色红润或仅手足青紫者可予观察。

②正压通气。触觉刺激后如无自主呼吸建立或心率小于 100 次 / 分，应立即用复苏器加压给氧：面罩应密闭遮盖下巴尖端、口鼻，但不盖住眼睛（图 1-10）；通气频率为 40 ～ 60 次 / 分，吸呼比为 1 : 2（图 1-11）；压力以

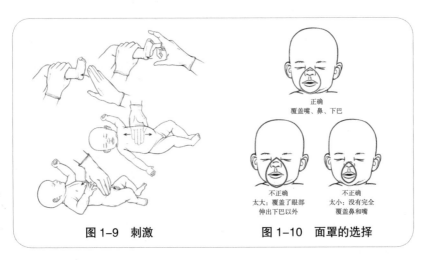

正确
覆盖嘴、鼻、下巴

不正确
太大：覆盖了眼部
伸出下巴以外

不正确
太小：没有完全
覆盖鼻和嘴

图 1-9　刺激　　　　图 1-10　面罩的选择

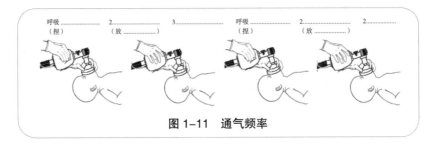

呼吸（捏）　　2（放　　　）　　3　　呼吸（捏）　　2（放　　　）　　2

图 1-11　通气频率

可见胸动和听诊呼吸音正常为宜。15～30秒后再评估，如心率大于100次/分，出现自主呼吸，可予以观察；如无规律性呼吸，或心率小于100次/分，则须进行气管插管正压通气。

C. 恢复循环。

气管插管正压通气30秒后，如心率小于60次/分或心率在60～80次/分之间不再增加，应同时进行胸外心脏按压（图1-12）。可采用双拇指法（图1-13），即操作者双拇指并排或重叠于患儿胸骨体下1/3处，其他手指围绕胸廓托在后背；也可采用双指法（图1-14），即操作者用一只手的中食指按压胸骨体下1/3处，用另一只手或硬垫支撑患儿背部。按压频率为120次/分（每按压3次，正压通气1次），按压放松过程中，手指不离开胸壁，按压有效时可摸到股动脉搏动。

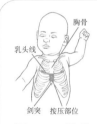
图1-12 胸外按压部位

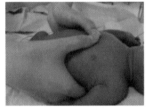
图1-13 双拇指法

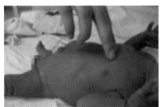
图1-14 双指法

D. 药物治疗。

①建立有效的静脉通路。（图1-15）

②保证药物的应用。胸外心脏按压不能恢复正常循环时，遵医嘱给予1：10000肾上腺素0.1～0.3 mL/kg静脉推注，或0.5～1 mL/kg气管内注入；如心率仍小于100次/分，可根据病情酌情用纠酸、扩容剂，有休克症状者可予多巴胺或多巴酚丁胺；若新生儿母亲在婴儿出生前6小时内曾用过麻醉药，则可用纳洛酮静脉或气管内注入。

（2）复苏后监护。监护的主要内容为体温、呼吸、心率、血压、尿量、肤色和窒息所导致的神经系统症状；注意酸碱失衡、电解质紊乱、大小便异常、感染和喂

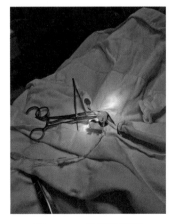
图1-15 脐静脉置管

养等问题。认真观察并做好相关记录。

2. 保温

整个治疗护理过程中应注意患儿的保温。可将患儿置于远红外保暖床上，病情稳定后置暖箱中保暖或使用热水袋保暖，维持患儿肛温 36.5 ～ 37.5 ℃。

3. 家庭支持

耐心细致地解答病情，告诉家长患儿目前的情况和可能的预后，帮助家长树立信心。

> **病情变化**
>
> 患儿出生后 2 ～ 3 天时，出现反应激惹，且有四肢抽动的情况出现，囟门略饱满，瞳孔对光反应弱，反应较差。头颅 MR 提示脑实质出血。

【问题 4】该患儿出现了什么病情变化？护理措施有哪些？应如何预防此并发症的发生？

该患儿出生时有重度窒息史，窒息缺氧是患儿出现多器官损害的根本原因，结合患儿临床表现及头颅 MR 结果，可确定该患儿发生了颅内出血。

1. 护理措施

（1）一般护理。

1）室内温度保持在 24 ～ 26 ℃，湿度保持在 55% ～ 65%，抬高肩部，头部抬高，偏向一侧，避免分泌物或呕吐物吸入呼吸道造成窒息和吸入性肺炎，对抽搐、分泌物多的患儿应及时吸痰，保持呼吸道通畅。保持皮肤口腔的清洁，静脉输液速度宜慢，以防快速扩容加重出血。

2）让患儿静卧，换尿布、喂奶等动作要轻，治疗和护理操作集中进行，尽量少搬动患儿头部，避免加重颅内出血，必要时按医嘱给予镇静剂，用药时要记录用药的时间、剂量及效果。

（2）病情观察。

1）意识和精神状态的观察。注意观察有无烦躁不安、反应迟钝、嗜睡或昏迷现象，患儿出血量较少或小脑幕出血为主者，早期常表现为兴奋状态，如不易入睡、烦躁不安，如病情继续发展，则会出现抑制状态，如嗜睡、反应低下甚至昏迷，因此，护理人员需要动态观察，及时发现细微的意识变化，报告医师并做好记录，给予相应的处理。

2）瞳孔的观察。观察瞳孔和各种反射，如瞳孔大小不等、边缘不规则表示颅内压增高；双侧瞳孔扩大，对光反应和各种反射均消失，表示病情危重。

3）囟门的观察。前囟饱满紧张提示颅内压增高，颅内出血量大，应及时报告医师采取处理措施，以免引起脑疝。

4）生命体征的观察。应密切观察体温、呼吸等变化，及时给予心脑监护。观察呼吸节律、频率变化。呼吸不规则、屏气、呼吸暂停均表示病情危重，要立即报告医师，遵医嘱予以氧气吸入，以提高患儿血氧浓度，减轻脑水肿，改善脑细胞缺氧状况。注意体温变化，如有体温不升或高热，表示病情危重，及时报告医师，积极配合抢救。

2. 预防

预见性护理有以下七种措施。

（1）体位管理。出生后予至少静卧 3 天，减少搬动等体位的改变；头部抬高，减少颅内压。

（2）镇静。对于窒息后易激惹躁动的患儿，可给予药物镇静，避免引起颅内出血。

（3）减少疼痛。疼痛会增加患儿的心率、血压，使患儿出现恐惧或焦虑。静脉穿刺是住院患儿最大疼痛刺激来源。对于重度缺氧与窒息的患儿，在入院之后，建立常规的连续性 PICC 静脉通路，可有效减少患儿疼痛。

（4）控制补液速度和量。输液过多易诱发脑出血。用微量泵进行输注，且对药物输液质量进行严密控制。为患儿输注碳酸氢钠纠酸时，要注意控制输液速度。若输入速度过快，患儿可能会出现 CO_2 增多，脑血管舒张，脑循环产生被动压力，增加发生颅内出血的概率。

（5）严密观察颅内压及神志的变化。每班评估囟门的张力，对患儿的生命体征、奶食、精神、意识状态、瞳孔变化、动脉血压等进行监测。

（6）维持体温稳定。若患儿体温过低可因寒冷造成损伤，进而产生代谢性酸中毒、低血糖等并发症。

（7）保护脑功能。根据患儿具体情况，给患儿使用甘露醇、地塞米松等药物，降低不良反应，减轻脑水肿等症状，避免脑组织进一步损伤。

（编者：代群、孙钰淳、纪曼芬）

第四节　新生儿缺氧缺血性脑病

临床病例

现病史

患儿因"发现精神运动发育落后于同龄儿1月余"入院。

患儿系G1P1，孕39^{+1}周，因"胎儿窘迫、持续枕横位"予剖宫产娩出，出生时羊水过少，脐带扭转20周，无胎膜早破，出生体重2.4 kg。Apgar评分：1分钟评3分（皮肤1分、心率1分、肌张力1分），予清理呼吸道、气管插管—复苏囊加压给氧，胸外按压等抢救处理；5分钟评5分（皮肤1分、呼吸1分、心率1分、肌张力1分、反应1分）；10分钟评7分（皮肤2分、呼吸1分、心率2分、肌张力1分、反应1分）。因"皮肤青紫10分钟"收入新生儿科，予以呼吸机辅助呼吸、抗休克、营养补液、输血制品等治疗。入院后血常规示CRP 20.74 mg/L，白细胞15.10×10^9/L，血红蛋白82 g/L。脑电图示异常新生儿脑电图，磁共振显示符合中度缺氧缺血改变、右侧侧脑室后角旁脑实质出血、蛛网膜下腔出血。

今发育较同龄儿落后，于门诊以"重度缺氧缺血性脑病"收入新生儿科。

【问题1】什么原因导致患儿重度缺氧缺血性脑病？
关键词：呼吸窘迫、缺氧缺血

病例中，脐带扭转、羊水过少、出生体重低导致新生儿出生时窒息窘迫，机体和脑部氧供应不足，发生严重的呼吸窘迫综合征、呼吸暂停、休克等问题，这是缺氧缺血性脑病的主要病因。

知识链接

缺氧缺血性脑病（hypoxic ischemic encephalopathy, HIE）是指各种围生期窒息导致脑的部分或完全性缺氧缺血性损害，临床上出现一系列中枢神经系统异常的表现，严重者可死亡或遗留后遗症。其病理机理包括脑血流改变、脑细胞能量代谢衰竭、自由基损伤等一系列瀑布式发生的病理生理过程。

【问题 2】新生儿出现 HIE 有哪些临床表现？

关键词：窒息、肌张力、抽搐

新生儿出现 HIE 一般会有以下临床表现：

（1）有明确的可导致胎儿宫内窘迫的异常产科病史，以及严重的胎儿宫内窘迫表现［如胎心小于 100 次 / 分，持续时间 5 分钟以上；和（或）羊水Ⅲ度污染］，或者在分娩过程中有明显的窒息史。

（2）出生时有重度窒息，指 Apgar 评分 1 分钟时小于或等于 3 分，并延续至 5 分钟时仍小于或等于 5 分，和（或）出生时脐动脉血气 pH ≤ 7.00。

（3）出生不久后出现神经系统症状并持续 24 小时以上，如意识改变（过度兴奋、激惹、嗜睡、昏迷）、肌张力改变（增高或减弱）、原始反射异常（吸吮、拥抱发射减弱或消失）；病情危重时可有惊厥、脑干症状（呼吸节律改变、瞳孔改变、对光反应迟钝或消失）、前囟张力增高。

应注意排除电解质紊乱、颅内出血和产伤等原因引起的抽搐，以及宫内感染、遗传代谢性疾病和其他先天性疾病所引起的脑损伤。

知识链接

HIE 临床分级详见表 1-5。

表1-5 HIE临床分级

分度		轻度	中度	重度
意识		兴奋、抑制交替	嗜睡、迟钝	昏迷
肌张力		正常或稍增高	减低	松软，或间歇性肌张力增高
原始反射	拥抱反射	稍活跃	减弱	消失
	吸吮反射	正常	减弱	消失
惊厥		可有肌阵挛	常有	有，可呈持续状态
中枢性呼吸衰竭		无	有	明显
瞳孔改变		正常或扩大	常缩小	不对称或扩大，对光反射迟钝
前囟张力		正常	正常或稍饱满	饱满紧张
脑电图		正常	低电压，可有痫样放电	爆发抑制，等电线
病程及预后		症状在72小时后消失，预后好	症状在14天内消失，可能有后遗症	症状可持续数周，病死率高，存活者多有后遗症

【问题3】对新生儿 HIE 患儿有哪些治疗方法？

关键词：新生儿 HIE、治疗方法

1. 支持疗法

（1）供氧。选择适当的给氧方法，保持 PaO_2 为 50～70 mmHg（6.654～9.310 kPa）、$PaCO_2$ 小于 40 mmHg（5.32 kPa），但也要防止 PaO_2 过高和 $PaCO_2$ 过低。

（2）纠正酸中毒。应改善通气以纠正呼吸性酸中毒，在此基础上使用碳酸氢钠纠正代谢性酸中毒。

（3）维持血压。保证各脏器的血液灌注，可用多巴胺和多巴酚丁胺。

（4）维持血糖在正常高值，但应注意防止高血糖，因为缺氧脑组织血糖过高所造成的组织酸中毒的危害甚至比低血糖更大。

（5）补液。每日补液量控制在 60～80 mL/kg 之间。

2. 控制惊厥

首选苯巴比妥钠，负荷量为 20 mg/kg，于 15～30 分钟静脉滴入，若不能控制惊厥，1 小时后可加用 10 mg/kg；每日维持量为 3～5 mg/kg。地西泮（安定）的作用时间短、疗效快，在上述药物疗效不明显时可加用，剂量为 0.1～0.3 mg/kg，静脉滴注，两药合用时应注意抑制呼吸的可能性。

3. 治疗脑水肿

出现颅内高压症状可先用呋塞米 1 mg/kg 静脉推注；也可用甘露醇，首剂 0.50～0.75 g/kg 静脉滴注，以后可用 0.25～0.50 g/kg，每 4～6 小时一次。

4. 亚低温治疗

采用人工诱导方法将体温下降 2～4 ℃，减少脑组织的基础代谢，保护神经细胞。降温的方式可以采用全身性或选择头部降温，前者能迅速、稳定地将脑部温度降到预期的温度，但易出现新生儿硬肿症，而后者既能避免新生儿硬肿症，又能发挥脑保护作用。目前亚低温治疗新生儿缺氧缺血性脑病，仅适用于足月儿，对早产儿尚不宜采用。

相关体查

体温36.5 ℃，脉搏125次/分，呼吸30次/分，血压100/60 mmHg，身长59 cm，体重5.0 kg，头围34.5 cm。发育落后体型为均称型。神志清楚，尖颅畸形，颅缝重叠，口唇红润，胸廓对称无畸形，双侧乳房对称。无发热、咳嗽，有阵发性躯干快速抖动，成簇出现，进食较慢，偶见呛咳，进食后呕吐，睡眠一般。神志清楚，反应一般，情绪易激惹，表情自然，未见逗笑，视人视物追踪较差，双耳对声音刺激反射存在，定向力未引出，双侧踝阵挛阴性。脊柱无畸形，四肢活动未见异常，未见畸形及静脉曲张。四肢肌力、肌张力增高，双侧内收肌、腘绳肌及小腿伸肌群肌张力明显增高，双侧跟腱缩短。腹壁反射、膝腱发射、跟腱反射正常，病理反射巴宾斯基征（Babinski sign）阳性，奥本海姆征（Oppenheim sign）未引出，霍夫曼征（Hoffmann sign）未引出，脑膜刺激征克尼格征（Kernig sign）阴性，布鲁津斯基征（Brudzinski sign）阴性。

【问题 4】针对该患儿的主要护理问题和护理措施有哪些？

关键词：新生儿 HIE、护理措施

（1）患儿有受伤的危险，与运动功能障碍有关。服药多选用冲剂，研碎后服用，防止呛咳。应该保持病房环境安静、清洁，定期巡视病房，尤其是夜间应加强巡视，防止患儿因烦躁不安而发生自伤、坠床等事故。

（2）患儿存在营养失调，摄入营养低于机体需要量，与动作不协调、进食较慢、进食后呕吐有关。应根据患儿机体需要量补充静脉营养液，少量多餐，提供愉快的进餐环境。喂食时保持患儿头处于中线位，摇高床头，避免异物吸入。

（3）患儿有皮肤完整性受损的危险，与运动障碍有关。患儿长期卧床，护理人员应该常常帮助患儿翻身，及时清理大小便，保持其皮肤干燥清洁，防止褥疮发生或其他感染。

（4）患儿有发生废用综合征的危险，与肢体阵发性快速抖动有关。应该早期进行恰当的功能锻炼。婴幼儿脑组织可塑性大，代偿能力强，若康复治疗措施恰当，可获最佳效果。

【问题 5】出院健康宣教应着重于哪些方面？

关键词：新生儿 HIE、健康宣教

（1）缺氧缺血性脑病病程较长，见效慢，患儿家属容易焦虑、忧愁，甚至有想放弃治疗的心理。积极有效的心理疏导可使其增强治疗疾病的信心，应耐心讲解后遗症可以通过物理治疗、康复治疗、药物治疗、手术治疗等适当措施达到康复目标。

（2）指导家属合理喂养，防止患儿的异常姿势，并教会患儿学习生活中常见的动作。定期接种各种疫苗。

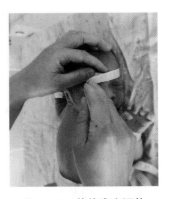

图1-16 体格发育评估

（3）体格发育评估。定期测量头围、身长、体重，指导喂养方式，保证患儿的营养摄入，促进其体格发育。（图1-16）

（4）神经发育评估。可采用全身运动评估以及Peabody运动发育量表评估患儿的运动功能发育情况，可通过Gesell、Bayley、Griffith等发育量表全面评估患儿在认知、语言、运动、社交等方面的发育情况，有针对性地给予康复指导和训练。定期复查头颅MRI，评估患儿脑结构及脑发育状况。（图1-16）

（5）家庭康复干预。鼓励家长坚持门诊随访的同时积极开展家庭康复训练，给予个体化的指导，如识别惊厥、运动训练、音乐疗法、手法按摩等。

（编者：代群、梁桂容）

第五节　新生儿高胆红素血症

临床病例

现病史

患儿，男，10天，出生后第2天出现皮肤黄染，进行性加重，生后第5天于外院测经皮胆红素15.4 mg/dL，建议住院治疗，其家属拒绝住院。返家后口服茵栀黄口服液，金银花水擦浴，患儿近3日身目黄染较前明显加重，急诊测经皮胆红素29.8 mg/dL，吃奶可，无呕奶，无发热、尖叫及抽搐，无烦躁或嗜睡。

患儿系G3P1，胎龄39周顺产娩出。羊水及Apgar评分不详，体重2.85 kg，身长48 cm，自然啼哭，哭声响亮。已排大小便，无异常。已行乙肝疫苗、卡介苗疫苗接种，已行新生儿甲状腺功能低下、新生儿G6PD缺陷病、新生儿苯丙酮尿症筛查。

父母非近亲结婚，体健，父血型不详，母血型 O 型。孕期正常产检，无异常。

【问题 1】此患儿黄疸是属于生理性的还是病理性的？

关键词：黄疸、血清胆红素水平

患儿因出生后第 2 天出现皮肤黄染，进行性加重，出生后第 5 天于外院测经皮胆红素 15.4 mg/dL，近 3 日身目黄染较前明显加重，出生后 10 天急诊测经皮胆红素 29.8 mg/dL，考虑为病理性黄疸。

知识链接

新生儿生理性黄疸（physiology jaundice）是指除外各种病理因素，单纯由于新生儿胆红素代谢特点所致，无临床症状，血清未结合胆红素增高至一定范围的暂时性的新生儿黄疸。

新生儿黄疸出现以下情况之一时考虑为病理性黄疸：

（1）生后 24 小时内出现黄疸，TSB > 102.6 μmol/L（6 mg/dL）；

（2）足月儿 TSB > 220.6 μmol/L（12.9 mg/dL），早产儿 TSB > 255 μmol/L（15 mg/dL）；

（3）血清结合胆红素大于 26 μmol/L（1.5 mg/dL）；

（4）TSB 每天上升大于 85 μmol/L（5 mg/dL）；

（5）黄疸持续时间较长，足月儿超过 2 周，早产儿超过 4 周，或进行性加重。

入院检查

查体：反应可，全身皮肤黏膜重度黄染，巩膜重度黄染，心肺无异常，腹软，脐部干洁，肠鸣音正常，四肢肌张力正常。入院后即予蓝光照射、开塞露灌肠、补碱、口服苯巴比妥（鲁米那）及枯草杆菌二联活菌颗粒（妈咪爱）、输注白蛋白预防核黄疸等治疗。

肝功、生化：TSB 514.6 μmol/L（30.1 mg/dL）。

血型 O 型，血常规、术前筛查、凝血四项未见异常。

诊断

新生儿高胆红素血症。

已达换血治疗指征，告知家长后，家长拒绝行换血术，要求继续蓝光治疗。

【问题2】此时针对患儿的主要护理问题及护理措施有哪些？

关键词：光疗护理、核黄疸

患儿入院后，应即刻给予蓝光照射及辅助退黄治疗，做好光疗护理，严密监测血清胆红素水平，严密观察有无出现核黄疸。

（1）光疗前确保设备完好，预热温箱，围好"鸟巢"，让患儿保持皮肤清洁，全身裸露，保护患儿的眼睛及会阴，连接好监护仪。（图1-17）

（2）光疗中监测记录生命体征及血清胆红素水平，补充液体以防失水造成液体平衡失调，做好皮肤护理及生活护理。

（3）观察有无核黄疸表现，有无青铜症、皮疹、发热、腹泻等光疗的并发症。

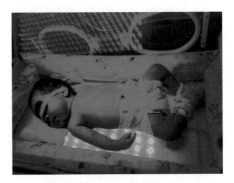

图1-17　新生儿蓝光治疗

知识链接

新生儿高胆红素脑病（bilirubin encephalopathy）为新生儿高胆红素血症的严重并发症，由于血中过高的游离未结合胆红素通过未成熟的血-脑脊液屏障进入了中枢神经系统，导致神经细胞中毒变性，轻者一般无临床症状，严重者可出现核黄疸（kernicterus）。核黄疸的临床分期详见表1-6。

表1-6　核黄疸的临床分期

分期	表现
警告期	肌张力减弱、嗜睡、吸吮反射减弱或消失，持续12～24小时
痉挛期	出现痉挛或迟缓、角弓反张、发热等，严重者因呼吸衰竭死亡。此期持续12～24小时，早产儿或低出生体重儿发生核黄疸时常缺乏典型的痉挛症状

续表1-6

分期	表现
恢复期	存活病例在约2周内上述症状逐渐消退
后遗症期	出现黄疸四联症，即手足徐动症、眼球运动障碍、听力障碍和牙釉质发育不全。此外尚有智力低下、癫痫、运动发育障碍等

【问题3】换血治疗的主要护理配合有哪些?

关键词：换血治疗

1. 换血方法

（1）血源的选择。Rh溶血病换血选择Rh血型同母亲，ABO血型同患儿，紧急情况下也可选择O型血。ABO溶血病如母亲O型血，子为A型或B型，首选O型红细胞和AB型血浆的混合血。紧急情况下也可选择O型血或同型血。红细胞与血浆比例为2∶1至3∶1。

（2）换血量。为新生儿血容量的2倍（150～160 mL/kg）。

（3）换血途径。可选用脐静脉或其他较粗的外周静脉，也可选用脐动脉或外周动脉、外周静脉同步换血。

2. 换血前的准备

（1）核对换血知情同意书，并由家长签字。

（2）准备换血相关仪器及物品。

（3）环境准备。换血操作应在手术室或经消毒处理的环境中进行。

（4）患儿准备。术前停喂奶一次，并抽出胃内容物以防止呕吐。置患儿于抢救台，给予必要的约束，烦躁的患儿遵医嘱给予镇静剂镇静。选择合适的外周血管，建立2个静脉通道（常规补液、输血）和1个动脉通道（出血）。

（5）换血前、中、后抽取血标本，送检生化、血气分析、血糖等以判断换血效果及病情变化。

3. 换血中的注意事项

（1）严格无菌操作。从动脉端抽出血，从静脉端输入血，抽出和输入同时进行。用10 IU/mL的肝素钠稀释液冲洗动脉通路，防止动脉通路阻塞。

（2）根据患儿的生命体征及换血耐受情况，换血速度从少量开始，采取先慢后快的原则，整个换血过程为2.0～2.5小时。

（3）换血过程中注意保暖，密切观察全身情况及反应，每5分钟测量体温、脉搏、血压，并在换血记录单上记录。严密观察患儿有无抽搐、呼吸暂停、呼吸急促等表现，监测血糖。观察置管肢体远端皮肤颜色。

4. 换血后

（1）换血完毕后，如果患儿病情稳定，则可考虑拔除动脉通道。

（2）术后继续光疗，密切观察患儿的黄疸程度，有无核黄疸的表现，必要时按换血指征再次换血。

（3）换血后，观察 3～4 小时，情况良好则可正常喂养。

> **知识链接**
>
> 新生儿高胆红素血症换血指征（胆红素水平）详见表 1-7。
>
> **表1-7 新生儿高胆红素血症换血指征：胆红素水平**
>
> [单位：µmol/L（mg/dL）]
>
> | 体重 | < 1000 g | 1000～1500 g | 1500～2500 g | > 2500 g |
> |------|----------|-------------|-------------|----------|
> | 健康新生儿 | 171（10） | 239.4（14） | 307.8（18） | 342（20） |
> | 高危新生儿 | 171（10） | 205.2（12） | 273.6（16） | 307.8（18） |

【问题 4】停光疗的指征是什么？

对于大于 35 周的新生儿，当 TSB < 222～239 µmol/L（13～14 mg/dL）时可停光疗。

具体方法可参照以下三点。

（1）应用标准光疗时，当 TSB 降至光疗阈值胆红素 50 µmol/L（3 mg/dL）以下时，停止光疗。

（2）应用强光疗时，当 TSB 降至换血阈值胆红素 50 µmol/L（3 mg/dL）以下时，改标准光疗，然后在 TSB 降至光疗阈值胆红素 50 µmol/L（3 mg/dL）以下时，停止光疗。

（3）应用强光疗时，当 TSB 降至低于光疗阈值胆红素 50 µmol/L（3 mg/dL）时，停止光疗。

> **出院**
>
> 患儿一般情况可，无发热、气促、发绀，吃奶好，吸吮有力，无呕吐、腹胀、腹泻，大小便正常。

查体：神清，反应可，全身皮肤黏膜稍苍白，前囟平软，巩膜无黄染，呼吸平顺，双肺呼吸音清，未闻及干湿啰音。心跳平顺，律齐，各瓣膜听诊区未闻及杂音。腹平软，按压无啼哭，脐部干洁，肠鸣音正常。四肢肌张力正常，原始反射正常。

今患儿一般情况可，病情近愈，予带药出院。

【问题 5】出院指导的要点是什么？

（1）注意观察患儿皮肤黏膜、巩膜的色泽，如黄疸加深、退而复现则应到门诊复诊。

（2）定期儿童保健门诊随诊，监测宝宝生长发育情况。婴儿 42 天时至耳鼻喉科门诊，行听性脑干反应检查。

（3）加强护理，穿衣适度；避免到人多、拥挤的地方，保持室内通风；如家中有呼吸道感染患者，应与患儿隔离。

（4）用药指导。

知识链接

胆红素脑病与核黄疸概念的区别

核黄疸最初是一个病理学名词，用来形容脑干神经核和小脑被胆红素浸染的情况。在临床上，核黄疸和急、慢性胆红素脑病易被混淆。2004 年美国儿科学会（American Academy of Pediatrics，AAP）修订的《新生儿高胆红素血症临床诊疗指南》为避免概念的混淆和保持文献分析时的一致性，对核黄疸和胆红素脑病概念做了相应界定。急性胆红素脑病主要指生后 1 周内胆红素神经毒性引起的症状，而核黄疸则特指胆红素毒性引起的慢性和永久性损害。

【思考题】

如何发展社区访视，及时发现和防治新生儿高胆红素血症？

（编者：黄媚媚、郭诗丽、陈华丽）

第六节 新生儿败血症

临床病例

|现病史|

患儿，男，G5P3，胎龄30^{+4}周，出生体重1.48 kg，其母因"妊娠期糖尿病、未足月胎膜早破（6天）、胎盘早剥、臀先露"剖宫产娩出。产前有胎心增快，羊水淡红色，Apgar评分：1分钟9分（肤色扣1分），5分钟10分，10分钟10分，羊水泡沫试验（++）。

三四征（+）且呼吸费力，予CPAP辅助呼吸后仍未见明显缓解。急查快速血气分析示（$FiO_2$35%）：pH 7.202，PCO_2 52.1 mmHg，PO_2 69.7 mmHg，Lac 0.5 mmol/L，GLU 3.4 mmol /L，BE −7.5mmol/L。

调整吸氧浓度后复查快速血气分析示（FiO_2 60%）：pH 7.253，PCO_2 60.2 mmHg，PO_2 90.7 mmHg，Lac 0.5 mmol/L，GLU 5.1 mmol/L，BE −7.5 mmol/L。在CPAP辅助呼吸下仍有呼吸困难，三四征（+），行气管插管术接呼吸机辅助通气。再次行快速血气分析示（FiO_2 35%）：pH 7.21，PCO_2 65.2 mmHg，PO_2 64.3 mmHg，Lac 0.5 mmol/L，GLU 7.2 mmol/L，BE −1.4 mmol/L。

住院期间患儿生命体征：体温在36.6～38 ℃之间波动，SpO_2 70%～80%，心率130～195次/分，血压波动在45～80/18～59（23～63）mmHg之间。目前继续予保暖、心电监护、呼吸机辅助呼吸、美罗培南（美平）、头孢哌酮钠舒巴坦钠（舒普深）联合万古霉素（稳可信）抗感染、注射用甲泼尼龙琥珀酸钠（甲强龙）抑制炎症反应、多巴酚丁胺及去甲肾上腺素血管活性药物维持血压、米力农及口服地高辛强心、呋塞米（速尿）利尿、禁食及胃肠减压、静脉补液维持血糖及胃肠外营养、蓝光照射退黄等治疗。

|检查|

（1）体格检查。镇静状态，全身皮肤黏膜明显水肿，发热，全身血管循环差，毛细血管充盈时间4秒，发绀，三四征明显，腹胀，24小时总入量大于总出量，身目逐渐黄染，无出血点、瘀点、瘀斑。

（2）辅助检查。血培养阳性，血常规示血小板计数由$144×10^9$/L降至$124×10^9$/L，白细胞总数$5.15×10^9$/L，中性粒细胞绝对值

$3.27 \times 10^9/L$，血红蛋白浓度 116 g/L，血清降钙素原 14.2 ng/mL。黄疸常规：总胆红素 141.90 μmol/L，直接胆红素 7.80 μmol/L，间接胆红素 134.10 μmol/L。

【问题 1】患儿目前患有新生儿败血症吗？

关键词：发热、发绀、三凹征、黄疸

患儿住院期间体温波动在 36.6 ～ 38 ℃之间，SpO_2 70% ～ 80%，心率为 130 ～ 195 次 / 分，血压波动在 45 ～ 80 / 18 ～ 59（23 ～ 63）mmHg 之间，毛细血管充盈时间 4 秒，血清降钙素原为 14.2 ng/mL。结合以上临床表现，怀疑该患儿发生了败血症。

知识链接

新生儿败血症，是指致病微生物包括细菌、真菌等进入新生儿血液循环并在其中生长繁殖产生毒素而造成的全身性感染。根据败血症发生的时间，将新生儿败血症分为早发型败血症（early-onset sepsis，EOS）和晚发型败血症（late-onset，LOS）。

1. 分类

（1）早发型败血症（EOS）：发病时间在生后72小时内，常于产前、产程中感染有关。

（2）晚发型败血症（LOS）：发病时间在生后72小时后，常为医院感染或社区获得性感染。

2. 临床特点

临床症状从轻微的症状到明显的败血症休克症状均存在，通常早期出现的败血症并无特异性症状与体征，包括体温不稳定、易激惹、嗜睡、呼吸症状（例如呼吸促、呻吟、低氧血症）、喂养困难、心动过速、灌注差和张力低等。

3. 临床诊断

只要是有一个阳性的血培养结果即可诊断。除了血培养，没有特异性的特点或者实验可以明确婴儿感染的诊断。结合母亲的高危因素以及新生儿临床表现可以进一步预测新生儿败血症可能。

4. 各系统临床表现

新生儿败血症各系统的临床表现详见表1-8。

表1-8　新生儿败血症各系统的临床表现

系统	表现
全身	发热、体温不稳，反应差，喂养差，水肿，高乳酸血症及低Apgar评分
呼吸系统	呼吸困难及呼吸暂停、发绀等，1/3～1/2有该系统表现
消化系统	黄疸、腹胀、呕吐或积乳、腹泻及肝脾肿大
循环系统	面色苍白、四肢冷、心跳过速或过缓、皮肤大理石样花纹、低血压或毛细血管充盈时间大于3秒
泌尿系统	少尿及肾功能衰竭
中枢神经系统	嗜睡，少吃、少哭、少动，激惹，惊厥，原始反射减弱，肌张力下降，尖叫，前囟饱满
血液系统	出血，紫癜

【问题2】哪些危险因素导致该患儿发生了EOS？

关键词：早产儿、胎膜早破、胎心变化

早产是 EOS 最重要的危险因素。研究表明，在超过 2500 g 体重的新生儿中，EOS 患病率为 0.57%；而 1500～2500 g 的新生儿，EOS 患病率上升到 1.38%。低出生体重儿免疫系统发育不完善，感染风险高，79% 的 EOS 患儿母亲有胎膜早破超过 18 小时的病史。该患儿胎龄为 30^{+4} 周，出生体重 1.48 kg，心率大于 160 次/分，且羊水混浊，提示羊膜腔内很可能存在感染。以上三项危险因素共存，则高度提示 EOS 的可能。

> **病情变化**
>
> 住院期间的生命体征，体温波动在 36.6～38.0 ℃ 之间，SpO_2 70%～80%，心率 130～195 次/分，血压波动在 45～80/18～59（23～63）mmHg 之间，三凹征明显，呼吸费力，毛细血管充盈时间 4 秒，发绀。

【问题 3】此时针对患儿的护理问题及护理措施有哪些？

新生儿败血症具有隐匿性，易被忽视，病程发展快，病情凶险，因此，护理人员观察患儿要仔细，发现异常应及时报告给医生，及早处理，及时对症治疗，预防各种并发症的发生，抢救患儿的生命，降低死亡率。

1. 护理问题

（1）组织灌注不足，与心肌收缩力降低、体液重新分布有关。

（2）气体交换受损，与微循环障碍、肺液过多、肺泡与微血管之间气体交换减少有关。

（3）营养失调，低于机体需要量，与机体损耗、消耗增多有关。

（4）体温调节无效，与感染有关。

（5）存在皮肤黏膜完整性受损的危险，与全身水肿、皮肤感染有关。

2. 护理措施

（1）纠正休克，抢救生命。

1）取休克体位。头抬高 20°～30°，下肢抬高 15°～20°，以增加回心血量，同时做好保暖工作。

2）纠正低血压。建立中心静脉通路，保持补液通畅。补液的原则是及时、快速、足量，在连续监测血压、中心静脉压、尿量等的基础上判断补液量。扩容补液时一般先晶后胶，纠正低血压时先补充血容量，后使用血管活性药升压。

3）纠正酸碱平衡失调，及时监测血气变化，根据结果进行相应处理。

4）观察病情变化，定时监测生命体征，如 SPO_2、CVP、意识、口唇色泽、肢端皮肤颜色、温度及尿量、出入量等的变化。

5）用药护理。必要时可使用血管活性药物，应从低浓度、慢速度开始，并严密监测生命体征变化，严防药液外渗。

6）积极处理原发病。

（2）及时清理呼吸道，保持呼吸道通畅。

1）正确判断吸痰时机，按需吸痰，及时有评估吸痰的必要性。

2）选择合适的吸痰管，根据气管插管的型号选择适当的吸痰管。吸痰管的外径一般为气管插管内径的 1/2～2/3 比较合适。机械通气患儿优选密闭式吸痰管。

3）正确吸痰，严格遵循无菌操作。新生儿吸痰负压应控制在 60～80 mmHg。动作要轻柔，吸引时间小于 10 秒，以免损伤气管黏膜。先吸气管，后吸引口鼻部。

（3）其他。

1）体温管理。维持体温稳定，当体温过低或体温不升时，及时予以保暖措施，适当增加被服等；当体温过高时，遵医嘱予以物理降温。保持病室整洁，调节适宜的温湿度。

2）营养支持。遵医嘱给予胃肠外营养，保证患儿基础热量供应和体重增长的需要。

3）皮肤管理。做好皮肤防护，在易受损部位予水胶体敷料等预防皮肤受损。做好口腔、脐部、臀部等皮肤的护理等。根据病情给予患儿床上擦浴，动作要轻柔，保持皮肤清洁。保持床单位的整洁、干燥。

4）防感染：注意手卫生，防止交叉感染，接触患儿前后严格洗手。

知识链接

败血症患儿观察要点：

（1）注意观察有无反应差、嗜睡、发热或者体温不升、不吃、不哭、体重不增的症状。

（2）若出现呕吐、脑性尖叫、前囟饱满、两眼凝视，则提示有脑膜炎的可能。

（3）若出现面色青灰或发绀，或有双吸气、呼吸暂停出现，提示可能有肺炎或呼吸衰竭等；若呼吸浅表，心率大于160次／分，提示可能有心力衰竭。

（4）注意观察有无黄疸情况，因为有时黄疸是败血症唯一的表现，常表现为生理性黄疸消退延迟或黄疸迅速加重或退后复现。

（5）如出现面色青灰、皮肤发花、四肢厥冷、脉搏细弱、皮肤有出血点等，应考虑感染性休克或弥散性血管内凝血（disseminated intravascular coagulation，DIC），这时应立即与医师联系，积极抢救。

【问题4】感染性休克应如何观察及护理？

新生儿感染性休克的早期症状不明显，常被原发病症状掩盖，但待血压降低时，病情常不可逆转并在短期内合并多脏器功能衰竭而导致死亡，因而早期识别极为重要。

1. 早期观察

由于新生儿体表面积相对较大，表面血管丰富，休克早期为了保持生命器官的供血，维持血压，常首先表现为周围血管收缩，因而皮肤改变先于血压改变，血压下降则是休克严重的标志。对严重感染的新生儿应加强毛细血管值及血压的观察，早期发现，及时抢救以降低死亡率。

2. 护理措施

（1）立即置患儿于辐射床，以便于观察与抢救。

（2）立即吸氧。由于新生儿休克易出现呼吸肌疲劳、左心功能不全、肺组织损伤所致肺水肿，呼吸衰竭常可在短时间内迅速形成并成为致死原因，因此，及时给予有效呼吸支持是治疗休克的重要措施。当有低氧血症、反复呼吸暂停、二氧化碳分压大于 60 mmHg、肺水肿、肺出血等某项指征时，应立即报告医生，给予呼吸机支持治疗。

（3）保持呼吸道通畅。由于休克患儿常有胃内容物反流或呕吐情况，容易造成吸入窒息，因此，应迅速吸引清理呼吸道，并及时插胃管抽空胃液，对腹胀患儿给予胃肠减压。

（4）准确记录 24 小时出入量，注意每小时每公斤体重的尿量是否大于 1 mL。

（5）注意有无出血情况，对给予胃肠减压者应密切观察引流液的颜色、性质和量。注意体温的观察和维持。

【思考题】

患儿突发败血症时，护士应如何应对？

（编者：代群、张黎祎、陈华丽）

第七节　新生儿坏死性小肠结肠炎

临床病例

现病史

患儿，男，因"胎龄 35^{+2} 周，生后 30 分钟"入院，双胎之小，因其母"胎膜早破 4 小时余，双胎妊娠"于我院产科剖宫产娩出，Apgar 评分 1 分钟、5 分钟均为 10 分，体重 2.2 kg，身长 42 cm，经我科医师会诊后以"早产儿，低出生体重儿"转入我科。入科后患儿出现腹胀、呕吐表现，查体腹胀、肠鸣音减弱，辅助检查提示白细胞、血糖升高。出生后2天，患儿解果酱样大便，血常规提示贫血，粪便常规提示潜血试验阳性。

检查

（1）体格检查。体温37.6 ℃，心率138次/分，呼吸频率50次/分，血压78/43 mmHg。反应正常，哭声较响亮，早产儿外貌，全身皮肤黏膜颜色正常，四肢温暖。腹部稍胀，肠鸣音一般。

（2）辅助检查。血常规：白细胞14.56×10^9/L，中性粒细胞绝对值11.77×10^9/L，血红蛋白浓度99 g/L，C反应蛋白< 0.50 mg/L，肝功、生化结果未见异常。

粪便常规：白细胞总数1～3个/HP、红细胞总数1^+个/HP、粪血红蛋白试验阳性（＋）、粪转铁蛋白试验阳性（＋）。

住院期间血糖波动在1.9～10.2 mmol/L之间。

胃部彩超示：胃部胀气，胃内因声波无法穿透，显示不清。

【问题1】该患儿有可能出现了什么病情变化？

关键词：腹胀、呕吐、便血

患儿出生后出现反复呕吐，引流出咖啡色样胃内容物，解果酱样大便，并查体有腹胀（图1-18）、肠鸣音减弱。血常规检验结果提示白细胞升高、贫血，粪便常规检验结果提示潜血阳性，胃彩超检查提示胀气，怀疑发生了新生儿坏死性小肠结肠炎。

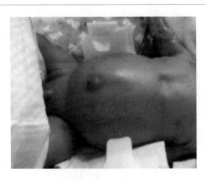

图1-18　腹胀

> **知识链接**
>
> 　　新生儿坏死性小肠结肠炎（neonatal necrotizing enterocolitis, NEC）是围生期的多种致病因素导致的肠道疾病，多在出生后 2 周内发病，尤其在极低出生体重儿和超低出生体重儿中发病率较高，临床上以腹胀、呕吐、腹泻、便血，严重者发生休克及多系统器官功能衰竭为临床表现，腹部 X 线检查以肠壁囊样积气为特征。

【问题2】该患儿发生 NEC 可能存在哪些因素？

关键词：早产儿、喂养不当、感染及炎症反应

　　可能由多因素综合作用所致，包括早产、感染、进食、缺血、氧合不足、损伤、血管内置管和免疫因素等。

　　上述因素通过影响肠黏膜血液供应，导致黏膜局部缺血，使肠道蠕动减弱，食物在肠腔内积聚，影响肠道功能并加速细菌繁殖，从而引起肠壁缺血缺氧、炎症损伤，进而导致肠黏膜出血、糜烂和坏死。很多研究认为感染和肠壁炎症是 NEC 的主要病因，高危因素为早产儿、窒息、休克、动脉导管未闭、红细胞增多症、血栓、感染等。

　　本病多发生于人工喂养的早产儿。由于免疫球蛋白 A（IgA）主要来源于母乳，因此，人工喂养儿肠道黏膜缺乏 IgA 的保护，利于病菌生长和繁殖。人工喂养儿奶渗透压高于 460 mOsm/L 时，大量的液体由血液循环转入肠腔，影响血容量和肠系膜的灌注，导致肠道缺血，引起肠黏膜的损伤。

【问题3】此时针对患儿的主要护理措施是什么？

关键词：感染、腹胀、体液不足、体温过高

　　根据患儿入院后出现的一系列临床表现及辅助检查，患儿疑似发生NEC，应予立即禁食、胃肠减压，定时回抽胃内容物观察胃液情况，予静脉进行胃肠外营养支持。

　　（1）减轻腹胀、腹痛。立即禁食，对胃胀气明显者行胃肠减压，观察引流物的颜色、性质和量；注意腹胀的变化，每日定时准确测量腹围并记录；观察有无呕吐情况，发生呕吐时应将头侧向一边，及时清除口腔内呕吐物，保持呼吸道通畅，预防患儿发生误吸窒息，并记录呕吐物颜色、性状和量，做好口腔护理并遵医嘱给予药物；保持患儿全身皮肤清洁、干燥及床单位环境的整洁。

　　（2）严密观察病情，密切监测生命体征。当患儿表现为脉搏细数、血压

下降、末梢循环衰竭等中毒性休克时，立即通知医生准备进行抢救，补充有效循环量，改善微循环，纠正脱水、电解质紊乱及酸中毒，补充能量及营养。密切观察记录大便的次数、性状、颜色和量，正确留取大便标本并及时送检。

（3）密切监测体温变化，当体温过高时，首选物理降温，必要时给予药物降温。

（4）及时补充液体，维持营养。禁食期间，以静脉维持能量及水电解质平衡，建立良好的静脉通路，合理安排滴速，准确记录 24 小时出入量。待腹胀消失、肠鸣音恢复、大便潜血转阴、一般症状好转后逐渐恢复饮食。

（5）加强消毒隔离，严格遵守手卫生制度，避免交叉感染。

病情变化

经过积极治疗，患儿病情逐渐好转，予开奶。开奶后再次出现呕吐及引流较多胃内容物（时为咖啡色），无果酱样便 / 黑便，胃彩超检查提示胀气。

【问题 4】患儿有可能发生了什么？

患儿有可能出现了并发症或先天肠道畸形。

知识链接

某些肠道坏死较严重的 NEC 病例，经内科保守治疗或病情恢复后，常发生肠狭窄，出现肠梗阻表现。可通过钡餐或钡剂灌肠造影检查评估狭窄部位和严重程度，严重病例需通过外科手术治疗。

NEC 外科手术指征：气腹征；内科治疗无效（24 ～ 48 小时），伴少尿、低血压、难以纠正的酸中毒，X 线示肠管明显扩张、僵直固定，门静脉积气；高度怀疑肠穿孔，腹腔引流物为黄褐色浑浊液体，内含中性粒细胞。

手术方法：急性剖腹探查应尽量只切除完全坏死的肠管，至少保留小肠 25 ～ 40 cm，否则将导致短肠综合征（手术病例发生率 10% ～ 15%）。若无法区分完全坏死的肠管和尚有微弱血供的肠管，或出现全层肠坏死表现（手术病例发生率 10% ～ 15%），于 24 ～ 48 小时内行 2 次手术观察，有助于判断真正坏死的范围。切除坏死肠管后行肠造瘘术、联合式 Mikulicz 造瘘术或双腔造瘘术有利于观察肠道功能状况，并为早期（体重 2500 g 时）行再次吻合术创造条件。若患儿病变局限，未累及远端肠管，或仅出现透壁性肠穿孔，不伴系统性炎症反应综合征（systemic inflammatory response syndrome，SIRS）表现，则可于初次手术时进行肠吻合。对极低出生体重儿 NEC 合并穿孔，不能耐受手术者可先做腹腔引流，24 ～ 72 小时未改善再行剖腹探查。

【问题 5】对 NEC 患儿如何给予有效营养支持？

（1）NEC 基本的治疗措施包括禁食、胃肠减压、抗生素使用、对症治疗、拔除脐血管置管、监测（生命体征、腹围、出入液量、胃肠道出血等）、实验室检查（生化、脓毒症指标等）、影像学检查、手术治疗等。治疗原则是使胃肠道休息，避免进一步损伤胃肠道黏膜，纠正水、电解质和酸碱紊乱和减少全身炎症反应。经过治疗后，绝大多数患儿的病情可以得到控制。禁食持续时间依病情的不同而有差异，一般认为可疑病例禁食 2 ～ 3 天，确诊病例禁食 10 ～ 14 天，目前主张禁食时间不宜太长，期间通过静脉提供肠外营养支持，注意补充水和电解质。

（2）对于何时开始喂养，不同机构和不同医生的做法大相径庭，目前认为长时间禁食实际上可能是有害的。有两项研究表明，对于 Bell's 分级 II 级的 NEC 患儿，早期喂养可能有益，可降低导管相关性败血症的发生率，减少 NEC 后肠狭窄的发生，缩短达到全肠内喂养的时间和住院时间。但此两项研究具有极大的限制性，对于评估早期肠内营养对 NEC 复发的影响证据不足。虽然这些研究表明传统上长时间禁食对于 NEC 患儿来说可能没必要，但是仍需要进一步研究证实。

（3）肠道喂养的配方选择，首选母乳或接近母乳的配方奶粉。母乳富含各种特异和非特异免疫保护因子，能阻止细菌在肠道和呼吸道聚集，调节新生儿肠道黏膜免疫屏障功能，抵消全身和局部免疫功能损害引起的生理影响。

【问题 6】NEC 的预防和保健措施有哪些？

关键词：病因预防、母乳喂养

（1）加强孕期保健，预防早产。NEC 的发生与早产儿消化系统解剖结构和功能发育不成熟密切相关，预防早产可明显降低 NEC 患病率，加强孕期保健与胎儿监护能明显减少 NEC 的发生。

（2）推广母乳喂养，制订标准化喂养方案。近 90% 的 NEC 发生在开始肠道喂养后。目前国内外学者均推荐极低出生体重儿采用亲母母乳喂养，以降低 NEC 的发病率。若无亲母母乳喂养时，推荐母乳作为次选，不建议将禁食作为 NEC 的预防策略。

（3）加强宣教。可提前对有早产风险的母亲进行母乳喂养知识的宣教，对极低出生体重儿可酌情鼓励泵奶喂养。

（4）预防感染，合理使用抗生素。因早产儿抵抗力较弱，需严格做好消毒隔离，积极预防感染。若发生感染，则依据血培养和药物敏感实验，针对性地选择抗生素予抗感染治疗。

（5）疑似或诊断 NEC 无手术指征者，应予以密切监护、禁食、补液、抗感染和营养支持治疗。有 NEC 外科手术指征者，请小儿外科及时会诊，予以手术治疗。

（编者：代群、林枫枫）

第八节　新生儿寒冷损伤综合征

临床病例

现病史

患儿，女，5 天，因"拒乳、反应差 2 天"入院。

患儿系 G1P1，胎龄 35 周，胎膜早破 7 天在当地卫生院顺产娩出。体重 1.6 kg，身长 44 cm，羊水和 Apgar 评分不详。生后母乳喂养，吃奶可，无呕吐，大小便正常。2 天前开始出现反应差、哭声弱、不吃奶等情况。

查体：体温 35 ℃，脉搏 105 次/分，呼吸频率 40 次/分；早产儿貌，反应低下，全身皮肤黏膜稍黄染，无皮疹、无出血点，皮下脂肪薄，呼吸不规则，双肺呼吸音粗，未闻及干湿啰音。心率 105 次/分，律齐，未闻及病理性杂音，腹软。四肢末梢冰凉，双下肢小腿、大腿外侧及臀部触及肿块硬似橡皮。拥抱、握持反射存在，吸吮反射、四肢肌张力减弱。今门诊拟"新生儿寒冷损伤综合征"收入院。

父母体健，非近亲结婚，否认肝炎、结核等传染病史，否认地中海贫血、G6PD 缺乏症等遗传病史。

【问题1】该患儿为何会发生寒冷损伤综合征？寒冷损伤综合征的病理特点有哪些？

关键词：寒冷、早产、低体重、感染

　　患儿系早产低出生体重儿、胎膜早破7天有感染可能、于冬天寒冷季节出生等，是导致患儿发生寒冷损伤综合征的主要原因。

> **知识链接**
>
> ### 新生儿寒冷损伤综合征
>
> 　　【疾病概述】新生儿寒冷损伤综合征（neonatal cold injury syndrome）简称新生儿冷伤，是由于寒冷、早产、感染、窒息等多种原因引起的，以皮肤、皮下脂肪变硬，伴有水肿为特征的一组症状群，又称为新生儿硬肿症（sclerema neonatorum）。新生儿寒冷损伤综合征常伴有低体温，可继发肺出血、休克、多器官功能损伤，是新生儿期的危重急症。主要发生在冬春寒冷季节，与产后环境温度有关，早产儿发病率高。
>
> 　　【病理特点】
>
> 　　（1）新生儿体温调节中枢不成熟，环境温度低时，其增加产热和减少散热的调节功能差，使体温降低。
>
> 　　（2）新生儿体表面积相对较大，皮下脂肪少，皮肤薄、血管丰富，易于失热，环境温度低时散热增加，导致低体温。
>
> 　　（3）新生儿躯体小，总液体含量少，体内储存热量少，对失热的耐受能力差，寒冷时即使只有少量热量丢失，体温也可降低。
>
> 　　（4）棕色脂肪是很冷时产热的主要物质，腋下含量最多，其次为颈、肩胛间、中心动脉、肾和肾上腺周围，胎龄越小含量越少。寒冷时，氧化产热使局部腋温升高，腋温－肛温差（TA-R）可作为判断棕色脂肪产热状态的指标。正常状态下，棕色脂肪不产热，TA-R＜0℃；寒冷时，棕色脂肪氧化产热，使局部腋温升高，TA-R≥0℃；重症硬肿症因棕色脂肪耗尽，TA-R＜0℃。
>
> 　　（5）新生儿皮下脂肪中饱和脂肪酸含量高（为成人的3倍），其熔点高，低体温时易于凝固，从而出现皮肤硬肿。
>
> 　　（6）寒冷环境或保温不当可使新生儿失热增加，其体温随之下降，导致局部血液循环障碍，引起缺氧和代谢性酸中毒，使皮肤毛细血管壁通透性增加，从而出现水肿。如低体温持续存在或硬肿面积扩大，将使缺氧和代谢性酸中毒加重，引起多器官功能损害。

【问题2】新生儿寒冷损伤综合征的临床表现有哪些？如何判断冷伤的程度？

关键词：低体温、皮肤硬肿、器官功能损害

病例中，患儿2天前开始出现反应差、哭声弱、拒奶、四肢末梢冰凉等情况。查体体温35℃，双下肢小腿、大腿外侧及臀部触及肿块，硬似橡皮。该患儿冷伤病情分度属于中度损伤。

临床表现：

（1）一般表现。反应低下、吮乳差或拒乳、哭声低弱或不哭、活动减少、心率减慢，也可出现呼吸暂停等。

（2）低体温。低体温指体温低于35℃，轻、中度为30～35℃，重度为低于30℃，四肢甚至全身冰冷。

（3）皮肤硬肿，包括皮脂硬化和水肿。皮脂硬化处皮肤变硬，皮肤紧贴皮下组织，不易提起，严重时肢体僵硬，不能活动，触之如硬橡皮样感，呈暗红色或青紫色，伴水肿者有指压凹陷。硬肿常呈对称分布。硬肿发生顺序依次为下肢→臀部→面颊→上肢→全身。硬肿面积估计：头颈部20%、双上肢18%、前胸及腹部14%、背部及腰骶部14%、臀部8%及双下肢26%。根据皮肤硬肿占全身面积的百分数，临床将其分为轻、中、重三度。硬肿面积越大，各器官功能损害越大，病情越重。

> **知识链接**
>
> 新生儿寒冷损伤综合征分度及评分标准详见表1-9。
>
> 表1-9 新生儿寒冷损伤综合征分度及评分标准
>
> | 评分 | 肛温 | TA-R | 硬肿范围 | 器官功能改变 |
> | --- | --- | --- | --- | --- |
> | 0 | ≥35℃ | >0℃ | <20% | 无明显改变 |
> | 1 | <35℃ | ≤0℃ | 20%～50% | 功能明显改变 |
> | 4 | <30℃ | <0℃ | >50% | 功能衰竭 |
>
> 注：
>
> ①每项分别评1分，总分为0分者为轻度；1～3分为中度；4分以上为重度。
>
> ②肛温测量方法，在直肠内距肛门约3 cm处持续测4分钟以上；腋温测量方法，上臂贴紧胸部测8～10分钟。
>
> ③硬肿范围计算，头颈部20%，双上肢18%，前胸及腹部14%，

背部及腰骶部 14%，臀部 8%，双下肢 26%。

④器官功能低下的表现包括不吃、不哭、反应低下、心率慢或心电图及血生化异常；器官功能衰竭的表现包括休克、心力衰竭、DIC、肺出血、肾功能衰竭。

【问题 3】现阶段针对该患儿的主要护理问题是什么？应如何护理？

关键词：复温、营养、预防感染

1. 体温过低

体温过低与体温调节功能低下、寒冷、早产、感染有关。复温是治疗新生儿寒冷损伤综合征低体温的重要措施之一，是治疗成功的关键。监测肛温和腋温，根据患儿体温情况采取相应的复温方法。

（1）当肛温 > 30 ℃，TA-R ≥ 0 ℃时，提示患儿体温虽低，但棕色脂肪产热较好，此时可通过减少散热使体温回升。复温方法：将患儿置于已预热至中性温度的暖箱中，每小时监测肛温一次，使患儿在 6 ～ 12 小时内恢复正常体温。暖箱温度要定时监测，操作尽量在暖箱内进行，避免打开整个箱门影响箱内温度的恒定。

（2）当肛温 < 30 ℃时，多数患儿 TA-R < 0，提示体温很低，棕色脂肪被耗尽，虽少数患儿 TA-R ≥ 0，但体温过低，靠棕色脂肪自身产热难以恢复正常体温，且易造成多器官损害。复温方法：将患儿置于比其肛温高 1 ～ 2 ℃的暖箱中开始复温，每小时监测肛温、腋温 1 次，箱温不超过 34 ℃，使患儿体温在 12 ～ 24 小时内恢复正常；或用远红外辐射式保暖床，将床温调至 30 ℃，将患儿放于远红外辐射床上并用保温性能好的无色透明的塑料膜罩好（塑料膜不能直接接触患儿的皮肤，以防烫伤），以减少对流散热，随着患儿体温的不断升高，及时提高床温，但床温一般不超过 34 ℃，通过皮温（传感器）来监测辐射热，恢复正常体温后置患儿于预热到适中温度的温箱中。还可以直接向体内输热。多采用三种途径：① 静脉输入加温液体，恒温加温输液将输液器末端卡入恒温器的加温槽内，使输液温度提高至 32 ～ 35 ℃。② 通过皮肤传导，如温水浴保温等。③ 能量转换，恒温湿化氧疗，即采用一种恒温仪使湿化瓶内湿化液温度保持（37±1）℃，此时吸入氧气的温度可达（36±1）℃，从而避免温度过低的物质（液体、气体）进入体内，吸收机体热量，利于中心复温，能明显缩短复温时间和硬肿消退

时间。

此外，复温过程中耗氧增加，酸性物质代谢也需要足够的氧，所以应及时供氧，促进能量代谢，利于复温。氧疗应注意保持气道通畅，做好 CPAP 护理，随时观察患儿生命体征、尿量、温箱的温度及湿度等。

2. 皮肤完整性受损的危险

皮肤完整性受损与皮肤硬肿、水肿有关。护理措施有：

（1）保持皮肤完整性，经常更换体位，尽量减少肌内注射，操作时动作轻柔，防止皮肤损伤。

（2）预防感染，严格遵守无菌操作原则，做好消毒隔离，勤洗手。

（3）按摩硬肿部位，将口服型维生素 E 胶囊涂于硬肿部位，以拇指指腹由内向外做环行按摩，每次 10 ～ 15 分钟，3 次 / 天，改善硬肿部位的血液供应，利于硬肿软化。

3. 营养失调

营养失调即营养低于机体需要量，与吸吮无力、热量摄入不足有关。护理措施有：

（1）合理喂养。轻者能吸吮者可经口喂养，面颊部出现硬肿不能吸吮者应用滴管、鼻饲或静脉输入营养保证能量供给。喂养时应耐心细致。注意观察婴儿面色改变，以防止呕吐引起窒息，喂奶前后 30 分钟禁止按摩。

（2）保证液体供给，严格控制补液速度。每小时记录输入量及速度，根据病情加以调节，以防止输液速度过快引起心衰和肺出血。

4. 潜在并发症

潜在并发症有肺出血、DIC 等。护理措施有：

（1）密切观察病情，积极预防并发症，注意体温、脉搏、呼吸、硬肿范围及程度、尿量、有无出血症状等，详细记录护理单。

（2）备好抢救药物和设备，如氧气、吸引器、复苏囊、呼吸器等。

【问题 4】新生儿寒冷损伤有可能产生哪些并发症？如何处理？

1. 循环障碍

重度冷伤患儿，特别是体温低于 30 ℃或硬肿加重时，常伴有明显循环障碍表现，如面色苍白、发绀、四肢冷、心率慢、血压低等休克表现。此时应积极进行抗休克处理。

2. 肺出血

如发现患儿面色突然青紫、呼吸增快、肺部湿啰音增多，血气分析显示

PaO$_2$ 迅速下降，泡沫性鲜血自口鼻涌出，要考虑肺出血。肺出血一经确认，应立即进行气管插管正压通气，并及时清理呼吸道，保持呼吸道通畅，给予巴曲酶（立止血）或凝血酶原复合物等止血药物，并可输注新鲜血浆或全血等进行处理。

3. DIC

DIC 可致凝血时间、血小板计数、纤维蛋白原定量等发生改变，导致出血倾向。对 DIC 患儿主要进行抗凝治疗，早期高凝状态时慎用肝素，有出血倾向或已有出血时可应用止血药物。

4. 急性肾功能衰竭

急性肾功能衰竭以尿少或无尿、氮质血症为主要表现。密切观察患儿尿量变化，应控制液体的入量，坚持"量入为出"的原则；少尿期限制水、钠、钾的入量，供给足够的热量；注意观察生命体征的变化，及时发现心力衰竭、电解质紊乱及尿毒症的早期表现并及时处理。

治疗及出院

入院后即刻予吸氧、复温保暖、输液维持内环境稳定、改善微循环、抗感染、保肝、营养心肌、促进代谢治疗。3天后患儿体温恢复正常，反应好转、面色红润、呼吸平稳、吸吮有力、二便正常、四肢温暖。复查肝功：ALT 52 U/L、AST 68 U/L、TBIL 40.3 μmol/L、DBIL 12.8 μmol/L。心肌酶谱：CK 167 U/L、CK-MB 49 U/L。继续巩固治疗 7 天，复查肝功能正常，心肌酶谱指标均下降。

共住院 11 天，好转出院。

【问题 5】如何做好寒冷损伤综合征新生儿的出院健康宣教？

（1）向患儿家长讲解疾病的严重性，介绍有关硬肿症的疾病知识。

（2）指导患儿家长加强护理，注意保暖，保持适宜的环境温度和湿度。

（3）鼓励母乳喂养，指导正确的喂养知识，保证足够的热量。

（4）注意预防感染，人多的地方尽量少去，感冒的人不要接触新生儿。

（5）按时预防接种。

（编者：纪曼芬、柯桃）

第二章　儿童消化系统疾病患儿的护理

第一节　婴幼儿腹泻

临床病例

现病史

　　患儿，女，1岁，因"腹泻、呕吐2天"门诊入院。患儿于2天前进食"鸡蛋粥"后出现腹泻，大便次数6次/日，为水样便，呈黄色，无黏液，有酸臭味，伴呕吐、腹胀、口渴、乏力、精神烦躁、尿少、皮肤稍干，无发热、咳嗽、流涕、咽喉痛，无呕血、腹痛、里急后重。门诊就诊，拟"小儿肠炎"收入院。患病以来，患儿精神、食欲及睡眠欠佳。

　　既往确诊"川崎病"，口服双嘧达莫（潘生丁）、铝碳酸镁片（达喜）、阿司匹林肠溶片治疗，现已停药，否认其他病史。

　　患儿系G2P2，足月顺产，出生体重2.8 kg，产程顺利，生后混合喂养，按需添加辅食，3个月会抬头，6个月会坐，按计划接种疫苗，无不良反应。

　　患儿哥哥进食"鸡蛋粥"后亦出现呕吐，父母体健，非近亲结婚。

【问题1】患儿出现食欲减退、腹胀、口渴、乏力、精神烦躁、尿少、皮肤稍干等症状由何种原因引起？其易感因素有哪些？

关键词：腹泻、易感因素

　　（1）患儿因食"鸡蛋粥"后排黄色水样便伴呕吐，大便次数6次/日，食欲减退，持续丢失机体水电解质未能补充，造成水电解质平衡紊乱。患儿出现腹胀、口渴、乏力、精神烦躁、尿少、皮肤稍干等电解质紊乱及脱水表现。

　　（2）易感因素：①消化系统发育不成熟；②机体防御功能差；③生长发育快；④肠道菌群失调；⑤人工喂养（缺乏免疫因子、免疫细胞、溶菌酶）。

知识链接

　　婴幼儿腹泻是多病原、多因素引起的以腹泻为主的一组疾病，发病年龄多在2岁以下，1岁以内者约占50%。一年四季均可发病，但是夏秋季发病率最高。腹泻是导致小儿营养不良，生长发育障碍的主要原因之一。

　　脱水是指机体因水摄入不足或排出过多而无补偿所引起的病理变化，可分为低渗性脱水、等渗性脱水和高渗性脱水。

检查

　　体格检查：体温37.4 ℃，呼吸频率35次/分，脉搏125次/分，发育正常，营养良好，神志躁动，呼吸稍促，精神稍烦躁，哭闹有眼泪，尿量少，皮肤干燥，眼窝稍凹陷，前囟下陷，四肢末端稍凉，全身皮肤及黏膜无黄染、皮疹、出血点，全身表浅淋巴结未及，咽充血（−），三凹征（−），双肺呼吸音清，未闻及明显干湿啰音，心脏律齐，腹部平软，肝脾肋下未及，肠鸣音活跃9次/分，双下肢无水肿，病理征未引出。

　　血常规：白细胞11.97×10^9/L，中性粒细胞绝对值7.02×10^9/L，血小板402×10^9/L，血红蛋白126 g/L。

　　肝功能、CRP、大便常规、血涂片未见明显异常。

　　尿酸633 μmol/L，降钙素原（PCT）0.17 ng/mL。

　　过敏原检测：鸡蛋白（+++++）。

诊断

　　（1）小儿肠炎；

　　（2）脱水（中度）；

　　（3）酸中毒（中度）。

【问题2】根据该患儿的临床表现及实验室检查，推断其病因是什么？腹泻情况为哪种分型？

关键词：腹泻病因、腹泻分型

　　（1）病因。该患儿为喂养不当造成的过敏性腹泻，根据临床表现及实验室检查结果显示，患儿肠道对鸡蛋蛋白消化吸收不良引起腹泻。

（2）该患儿病程进展为中型腹泻（轻中度脱水或有轻度中毒症状）。

知识链接

1. **腹泻感染因素**

（1）病毒感染：寒冷季节以轮状病毒最为常见。

（2）细菌：夏季多见。

（3）真菌：小儿以白色念珠菌多见。

（4）寄生虫。

（5）肠道外感染。

（6）抗生素相关性腹泻。

2. **腹泻非感染因素**

（1）饮食因素：喂养不当，过敏。

（2）气候因素：腹部受凉或天气过热。

（3）消化因素：消化液分泌减少等诱发消化功能紊乱。

3. **腹泻临床分型**

（1）轻型：无脱水及中毒症状。

（2）中型：轻中度脱水或有轻度中毒症状。

（3）重型：重度脱水或有明显中毒症状。

4. **脱水程度**

脱水程度见表2-1。

表2-1　脱水程度

分型	轻度	中度	重度
失水百分比	3%～5%	5%～10%	＞10%
累积损失量	30～50 mL/kg	50～100 mL/kg	100～120 mL/kg
精神状态	稍差、略烦躁	烦躁或萎靡	昏睡甚至昏迷
皮肤弹性	稍差	差	极差
眼窝及前囟	稍凹陷	明显凹陷	深凹陷
眼泪	有	少	无
尿量	稍减少	明显减少	极少或无
酸中毒及休克	无	不明显	明显
四肢末梢循环	温暖	稍凉	厥冷

5. 脱水性质

脱水性质见表2-2。

表2-2 脱水性质

脱水性质	血浆渗透压（mmol/L）	血钠浓度（mmol/L）
等渗性	280~310	130~150
低渗性	<280	<130
高渗性	>310	>150

【问题3】针对患儿目前的情况，应首要处理的护理问题是什么？

关键词：脱水的处理、补液原则

患儿目前存在中度脱水及酸中毒的情况，为防止体液进一步丢失及补充已丢失的体液，纠正水电解质酸碱平衡紊乱，维持机体正常工作，须紧急补充水、电解质。

（1）当患儿无呕吐或呕吐不剧烈时，鼓励其少量多次口服补液盐补充液体。

（2）静脉补液。①建立静脉通道，根据医嘱及患儿情况补充水、电解质。②按照"先盐后糖、先浓后淡、先快后慢、见尿补钾"原则合理安排输液。补钾浓度应小于0.3%，补钾静脉点滴时间不应短于8小时，切忌静脉推注。③定时记录输液量，评估患儿输液后脱水改善情况、排尿时间及量，及时调整输液速度。④记录24小时出入量。

知识链接

1. 液体疗法

液体疗法见表2-3。

表2-3 液体疗法

程度		累积损失量	继续损失量	生理维持量
轻度脱水	量	30~50 mL/kg	丢多少补多少或 30 mL/（kg·d）	60~80 mL/（kg·d）口服或输液
	速度	8~12小时内	12~16小时内补入1/2张	12~16小时补入

续表2-3

程度		累积损失量	继续损失量	生理维持量
轻度脱水	种类	1/2张或ORS	3:2:1液或ORS（稀释后）	1/5张，4:1液
中度脱水	量	50～100 mL/kg	同上	同上
	速度	8～12小时内		
	种类	1/2张或ORS		
重度脱水	扩容：20 mL/kg，30～60分钟，等张（2:1张，或NS）量100～120 mL/kg（扣除扩容），速度、种类同中度脱水		同上	同上

2. 液体张力

液体张力见表2-4。

表2-4　液体张力

排列比例	NS	GS	SB	张力	补液目标
1:2	1	2		1/3张	高渗性
2:3:1	2	3	1	1/2张	等渗性
4:3:2	4	3	2	2/3张	低渗性
2:1等张含钠	2	0	1	等张	扩容

注：张力＝含钠份数／总份数。

【问题4】应如何观察该患儿病情？

关键词：腹泻脱水的病情观察

患儿入院后，纠正水电解质平衡紊乱期间，须严密观察病情，围绕原发病进行针对性治疗。

1. 监测体温变化

指导患儿多喝水，体温偏高但低于38.5 ℃时予退热贴敷额、温水擦浴等物理降温；体温高于38.5 ℃时按医嘱予药物退热。及时更换汗湿衣物，避免着凉。

2. 监测代谢性酸中毒表现

当患儿出现呼吸深快、精神萎靡、口唇樱红、血 pH 及血浆二氧化碳结合力（CO_2CP）下降时，应及时报告医生，并按医嘱使用碳酸氢钠（$NaHCO_3$）纠正。

3. 观察低钾血症表现

低钾血症常发生于输液后脱水纠正时。患儿全身乏力，不哭或哭声低下，吃奶无力，肌张力低下，反应迟钝，恶心，呕吐，腹胀及听诊发现肠鸣音减弱或消失，心音低钝或心律失常，提示低钾血症，应及时补钾。

4. 判断脱水程度

通过患儿的神志、精神、皮肤弹性、前囟及眼眶有无凹陷、体温及尿量等临床表现，估计患儿脱水程度，同时动态观察经过补充液体后，脱水症状是否得到改善。

5. 观察低钙、低镁血症

患儿出现抽搐时，应予葡萄糖酸钙静脉推注；补钙无效时，予硫酸镁肌内注射。

6. 观察大便的变化

记录大便次数、颜色、性状、量，并动态比较。

护理问题

　　因患儿腹泻脱水，患儿母亲担心患儿进食后消化不良导致腹泻加重，因而不愿给患儿进食。患儿臀部皮肤因多次腹泻已发生臀红（图 2-1）。

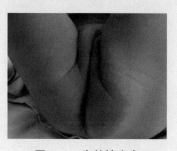

图 2-1　失禁性皮炎

【问题 5】对该患儿的饮食需做哪些调整？臀部皮肤应如何护理？

关键词：腹泻饮食调整、臀部皮肤护理

　　（1）该患儿消化功能紊乱，应根据病情合理安排饮食，减轻胃肠道负担，促进消化功能恢复。频繁呕吐或补充累积损失阶段，可暂禁食4~6小时；腹泻次数减少后，给予流质或半流质，如粥、面条，少量多餐；随着病情稳定和好转逐步过渡到正常饮食。

（2）臀部护理：选用柔软、透气性好的尿布，勤更换，且每次更换时用温水清洗臀部并擦干，局部皮肤发红处涂以5%鞣酸软膏或40%氧化锌油，并按摩片刻，促进血液循环。

【问题6】该患儿出院健康指导的要点是什么？

（1）指导合理喂养。避免进食鸡蛋，按时逐步添加辅食，切忌同时添加几种辅食，防止过食、偏食。

（2）注意饮食卫生，培养良好的卫生习惯。保证食物新鲜、清洁，餐具消毒，避免肠道内感染，教会患儿饭前便后洗手，勤剪指甲。

（3）增强体质，适当进行户外活动，发现营养不良、佝偻病等及时治疗。

（4）注意气候变化，防止受凉或过热，冬天注意保暖，夏天多喝水。

【思考题】

如患儿在输液后脱水纠正时出现抽搐，应如何处理，主要护理措施有哪些？

（编者：邵梦烨、朱惠燕、吴圆荣）

第二节　肠套叠

临床病例

现病史

患儿，女，6个月，因"阵发性哭闹1天余，拒食半天，伴便血、呕吐1次"入院。患儿1天前开始无诱因间歇性哭闹，每次持续15~20分钟，食欲减退，拒绝进食半天，呕吐胃内容物1次，排黄色带少许黏液果酱样血便一次，尿量可，神志稍烦躁，精神欠佳，无发热、呕吐、咳嗽、腹泻。门诊就诊，拟"肠套叠"收入院。

既往确诊"支气管肺炎"住院治疗，已痊愈。

患儿系 G1P1，足月顺产，出生体重 3.2 kg，产程顺利，生后混合喂养，按需添加辅食，3 个月会抬头，按计划接种疫苗，无不良反应。

父母体健，非近亲结婚，否认家族史。

【问题 1】目前考虑该患儿存在什么情况？其可能的病因有哪些？

关键词：肠套叠、腹胀病因

1. 目前情况

该患儿阵发性哭闹，每次持续 15～20 分钟，可能与阵发性腹痛有关，呕吐、排果酱样血便，考虑为肠套叠。

2. 可能病因

（1）饮食改变。生后 4～10 个月，因添加辅食及增加乳量，是肠套叠发病高峰期。

（2）回盲部解剖因素。婴儿期回盲部游动性大，回盲瓣过度肥厚，小肠系膜相对较长，加上该区淋巴组织丰富，受炎症或食物刺激后易引起充血、水肿、肥厚，肠蠕动将回盲瓣向前推移，并牵拉肠管形成套叠。

（3）病毒感染。肠套叠常与肠道内腺病毒、轮状病毒感染有关。

（4）肠痉挛及自主神经失调。由于各种食物、炎症、腹泻、细菌或寄生虫毒素等刺激肠道产生痉挛，使肠蠕动功能节律紊乱或逆蠕动而引起肠套叠。

（5）遗传因素。肠套叠有家族发病史。

知识链接

肠套叠是指某段肠管及其相应的肠系膜套入邻近肠腔内引起的肠梗阻。本症状是婴儿期最常见的急腹症状之一。

分类：

（1）急性肠套叠，是婴儿期的一种特有的疾病，4～6 个月婴儿多见，1 岁以内患儿占所有患儿总数的 60%～65%，2 岁以后随着年龄增长发病逐年减少。春末夏初发病率最高，与此时期上呼吸道炎症和腺病毒感染较多有关。健康肥胖儿也较为多见。

（2）慢性肠套叠，以阵发性腹痛为主要表现，病程长达 10 余日，一般多发生于年长儿和成人。

【问题2】患儿入院后，早期应如何观察病情？

关键词：早期临床表现

患儿入院后，为防止病情加重，可采用非手术治疗帮助复位，严密观察病情变化，及早治疗。

1. 观察腹痛与呕吐

观察患儿阵发性哭闹的持续时间和间歇期，病情早期每次持续 5～6 分钟，间歇 30 分钟，哭声大，伴面色苍白、出汗、双腿蜷缩、双臂乱动；病情后期出现精神萎靡、哭声小、反应低下。观察患儿呕吐物，早期为胃内容物，稍后带有胆汁，晚期为粪质。观察患儿大便颜色、量及性质，肠套叠开始时可有 1～2 次正常大便，开始后 8～12 小时可有果酱样血便。

2. 观察腹部情况

发病早期患儿腹部柔软，无明显的腹胀，哭闹间歇期由右下腹向上腹部触摸，可在脐上或右上腹触及腊肠样肿块。

3. 观察低钾血症表现

观察补钾后是否纠正。如患儿全身乏力、不哭或哭声低下、吃奶无力、肌张力低下、反应迟钝、恶心、呕吐、腹胀及听诊发现肠鸣音减弱或消失、心音低钝或心律失常，则提示仍需补钾。

> **知识链接**
>
> 部位分型：回盲套叠（最常见）、回结套叠（其次）、回回套叠、小肠套叠、结肠套叠、多发肠套叠。
>
> 肠套叠四大症状：阵发性腹痛、呕吐、便血、腊肠样肿块。

> **检查**
>
> 体格检查：体温 36.8 ℃，呼吸频率 32 次 / 分，脉搏 129 次 / 分，发育正常，营养良好，神志稍烦躁，精神欠佳。全身皮肤黏膜无黄染、皮疹、出血点，全身表浅淋巴结未及。咽充血（－），双肺呼吸音清，未闻及明显干湿啰音。心脏律齐，腹部软，未见肠型及蠕动波，右上腹饱满，有触痛，肝脾肋下未及，肠鸣音消失，病理征未引出。

> 血常规：白细胞 9.97×10^9/L，中性粒细胞绝对值 0.74×10^9/L，血小板 196×10^9/L，血红蛋白 97 g/L。
>
> 生化：钾 3.1 mmol/L，钠 130 mmol/L。
>
> 大便潜血（+++），小便常规未见明显异常。X 片示肠梗阻，B 超检查示结肠肝区异常回声结构，呈"同心圆"征，提示肠套叠。
>
> 诊断
>
> （1）肠套叠；
>
> （2）低钾血症。
>
> 治疗
>
> 患儿病程小于 48 小时且全身情况良好，符合手术治疗条件，家属知情同意。

【问题 3】如何判定复位成功？复位后应如何护理？

关键词：灌肠复位并发症、复位判定

1. 复位的判定

（1）拔管后排出大量臭气和黏液血便。

（2）患儿安静，不再阵发性哭闹。

（3）未再触及腹部原有肿块。

（4）炭剂试验，口服 0.5～1.0 g 活性炭，6～8 小时后排出。

2. 复位后的护理

（1）密切观察患儿生命体征、神志、精神及面色变化。若精神不佳、面色苍白、发绀、呼吸困难、肛管拔出无气体排出，则提示发生结肠穿孔，应立即吸氧，腹腔穿刺排气，送手术室。

（2）监测体温变化。体温偏高但低于 38.5 ℃，予小儿退热贴敷额头、温水擦浴等物理降温；体温高于 38.5 ℃则按医嘱予药物退热。及时更换汗湿衣物，避免着凉。

（3）观察患儿排气次数和大便变化，记录大便次数、颜色、性状、量。若持续血便、哭闹、精神萎靡、未排气，需警惕复发性肠套叠的发生。

（4）观察腹部情况。观察复位后患儿腹部是否平软，是否触及肿块。每天记录腹围情况，监听肠鸣音次数。

> **知识链接**
>
> **1. 辅助检查**
>
> （1）腹部超声。首选检查方法，可通过监测水压灌肠复位肠套叠的全过程完成治疗。在横断面上显示"同心圆"或"靶环征"，纵切面呈"套筒"征，提示为肠套叠。
>
> （2）空气灌肠。用 50 mmHg（8.0 kPa）压力灌肠，气柱前端形成"杯口影""钳状阴影""葫芦状""哑铃状""球形"等，则提示为肠套叠。
>
> （3）腹部 CT 和放射性核素消化道扫描检查。
>
> **2. 灌肠复位法**
>
> （1）钡剂灌肠。将装有 20% 钡剂水溶液吊瓶，提高到离患儿水平面 78～80 cm 的高度，钡液受阻于杯状阴影处，杯影后退至消失。
>
> （2）空气灌肠。灌气压从 60 mmHg 开始逐渐加压，最高可达 100 mmHg，透视下见肿块阴影逐渐缩小至完全消失。

【问题 4】对此患儿需做哪些术前护理？

关键词：术前护理、肠套叠

（1）术前留置静脉通道，禁食禁水 6 小时，术前 2 小时开塞露纳肛清理肠道。

（2）密切观察患儿生命体征、意识状态，有无水电解质紊乱、出血及腹膜炎等征象。备好吸氧吸痰装置、监护仪等。予补液治疗，补充血容量。

（3）按医嘱注射安定、阿托品等药物，消除患儿恐惧心理，减少呼吸道腺体分泌，保持呼吸道通畅。

（4）留置胃管，减轻肠胀气，防止呕吐窒息，减少术后并发症。

（5）心理护理：耐心向患儿家属讲解治疗方法及手术的必要性，介绍治疗方案和预后情况，减轻家属的恐惧心理。

【问题 5】患儿术后返回病房，应如何护理？

关键词：术后护理、肠套叠

（1）患儿安返病房后，应帮其去枕平卧，头偏向一侧，防止呕吐物误吸。予低流量吸氧，保持呼吸道通畅，观察有无发绀、呼吸困难等现象。前一小时每 15 分钟测血压、脉搏、呼吸频率，生命体征平稳后每小时记录。

（2）安抚患儿情绪，适当给予镇静，固定好四肢。妥善固定胃管及腹腔引流管，防止脱落。保持术后最佳体位，利于引流和防止伤口裂开。

（3）密切观察引流液颜色、量及性状的变化，做好记录，并准确记录24小时出入量。

（4）保持切口敷料清洁、干燥，术后用弹力加压腹带束缚，观察伤口有无渗液。患儿出现哭闹不安、咳嗽、面色苍白、腹胀等情况时及时通知医生。

（5）记录患儿第一次排气的时间及排气次数，监听肠鸣音次数。

【问题6】对该患儿出院指导的要点是什么？

（1）术后一个月内避免剧烈活动，防止伤口裂开。

（2）保持伤口敷料干燥、清洁，渗血渗液时回院换药。

（3）少量多餐，清淡饮食，加强营养，食用高蛋白、粗纤维、易消化的食物，适当限制盐的摄入。

（4）术后两周复查，有异常及时就诊。

【思考题】

如该患儿术后出现腹胀、面色苍白、心率快等情况，应如何处理？

（编者：邵梦烨、朱惠燕、吴圆荣）

第三节　先天性胆道疾病

临床病例

现病史

患儿，男，5岁，因"间歇右上腹痛，伴身目黄染一周"入院。患儿一周前无明显诱因，出现右上腹痛，全身皮肤、巩膜黄染，大便颜色逐渐变浅至灰白色，小便深褐如浓茶色。无恶心、呕吐、腹泻、发热，无咳嗽、流涕、咽喉痛。门诊就诊，拟"先天性胆总管扩张"收入院。患病以来，精神稍疲乏、胃纳差、睡眠欠佳。

既往史：既往体质可。

患儿系 G1P1，足月顺产，出生体重 3.4 kg，产程顺利，生后母乳喂养，按需添加辅食，3 个月会抬头，7 个月会翻身，按计划接种疫苗，无不良反应。

父母非近亲结婚，母亲有乙肝病史。

【问题 1】该患儿目前是胆总管扩张吗？其主要表现有哪些？

关键词：胆总管扩张、临床表现

患儿间歇右上腹痛，全身皮肤、巩膜黄染，大便颜色逐渐变浅至灰白色，小便深褐如浓茶色，考虑为胆总管扩张。此病的主要表现如下：

（1）腹痛。右上腹钝痛、胀痛或间歇性绞痛。

（2）黄疸。间歇性黄疸，程度与胆梗阻有关。

（3）腹部肿块。肿块位于右上腹肋缘下，光滑球形囊状，感染时增大。

（4）其他。发热、呕吐、灰白色大便、深褐色尿。

（5）囊肿穿孔。这是其严重并发症，表现为剧烈腹痛、呕吐、腹肌强直、腹腔积液、胆汁性腹膜炎。

> **知识链接**
>
> 先天性胆总管囊肿，又称先天性胆总管扩张症，是以胆总管囊肿或梭状扩张，伴有或不伴有肝内胆管扩张为特点的胆道畸形。这是小儿最常见的一种先天性异常，也是先天性肝胆系统囊肿中最多见的一种疾病，多发生于婴儿和儿童。
>
> 先天性胆总管囊肿分型：Ⅰ型，胆总管囊性张型；Ⅱ型，胆总管憩室型；Ⅲ型，胆总管末端囊性脱垂型；Ⅳ型，肝内外胆管扩张型；Ⅴ型，肝内胆管扩张型。

【问题 2】患儿入院后应如何观察其病情？主要护理措施有哪些？

关键词：病情观察、胆总管扩张

患儿入院后，为防止病情加重，应严密观察其病情变化，及早治疗。

（1）密切观察患儿生命体征、意识状态，评估患儿腹痛程度及性质。观察患儿在腹痛时，有无恶心、呕吐、发热，警惕胆管炎和胰腺炎。如腹痛加剧，大汗淋漓，则提示有胆囊破裂的危险，应立即通知医生。

（2）观察黄疸情况。每日评估患儿全身皮肤黏膜及巩膜的黄染程度，做好相关记录，进行动态比对。

（3）皮肤护理。患儿因胆汁酸沉积，皮肤瘙痒加剧，应保持皮肤清洁、干燥，用清水清洁，勿用肥皂。勤剪指甲，防止搔抓。观察皮肤有无瘀斑、瘀点。

（4）观察大小便情况。观察患儿大小便的颜色、性状、量，病程早期大便呈陶土灰白色，病程晚期偶尔可呈淡黄色，病程进行性加重时，尿液可呈深褐色。

（5）观察腹部情况。每天记录腹围，触诊肝脾大小、质地，叩诊腹部移动性浊音的变化。

（6）营养支持。由于胆汁入肠受阻，造成脂肪和脂溶性维生素吸收障碍，患儿体质逐渐虚弱，可发生维生素 A、维生素 D、维生素 K 缺乏，引起干眼症、佝偻病和出血倾向。

（7）疼痛。患儿腹痛较轻时，可通过与其聊天，让其看感兴趣的图书、动画片等分散注意力，疼痛难忍时可遵医嘱使用药物止痛。

检查

体格检查：体温 37.1 ℃，呼吸频率 25 次 / 分，脉搏 110 次 / 分，发育正常，营养良好，神志清，精神疲乏。全身皮肤黏膜及巩膜中度黄染，未见瘀点、瘀斑，无肝掌、蜘蛛痣，全身表浅淋巴结未及。双肺呼吸音清，心律齐，右上腹可见局限性隆起，可触及 3 cm×3 cm 大小肿块，质软，活动欠佳，有压痛。无腹壁静脉曲张，腹部移动性浊音（－），肠鸣音 3 次 / 分。

血常规：白细胞 $6.97×10^9$/L，中性粒细胞绝对值 $7.02×10^9$/L，血小板 $101×10^9$/L，血红蛋白 119 g/L。

生化：谷丙转氨酶 199 U/L，谷草转氨酶 171 U/L，直接胆红素 84.7 μmol/L，间接胆红素 46.3 μmol/L，肌酐 33.5 μmol/L。

尿常规：尿胆红素（＋＋＋）。

腹部 B 超：可疑先天性胆总管囊肿。

腹部 CT：胆总管囊性扩张并肝内多发囊性病灶，考虑先天性胆总管囊肿。

诊断

（1）先天性胆总管扩张；

（2）胆汁淤积症。

治疗

经确诊为胆总管扩张后，需进行手术治疗，家属同意。

【问题3】对此患儿需做哪些术前护理？

关键词：术前护理、胆总管扩张

一旦确诊应及时手术治疗。如不及时手术，患者多会因反复感染、胆汁性肝硬化、胆总管穿孔或癌变而死亡。

针对此患儿的术前护理如下：

（1）建立静脉通道，纠正水电解质紊乱，术前一天流质低脂饮食，禁食12小时，禁水8小时，术晨留置胃管、备皮、清洁灌肠。备好吸氧、吸痰装置和监护仪等。

（2）术前晚，修剪指甲，清水清洁皮肤。

（3）心理护理。耐心向患儿家属讲解手术的必要性，术前、术后护理方法及注意事项，缓解焦虑情绪。

【问题4】患儿术后返回病房，应如何护理？

关键词：术后护理、胆总管扩张

（1）术后让患儿去枕平卧，头偏向一侧，防止呕吐物误吸。予低流量吸氧，保持呼吸道通畅，观察有无发绀、呼吸困难等现象。前一小时每15分钟测血压、脉搏、呼吸频率，生命体征平稳后每小时记录。

（2）引流液的观察。术后常规留置腹腔引流管、胃管，妥善固定管道，保持引流通畅。观察引流液的颜色、量和性质。腹腔引流液通常为腹水，呈淡黄色，带少许血性，澄清且无明显沉淀，如出现血性腹水，则提示腹腔内有活动性出血，如短时间内量多，颜色鲜红，则应及时通知医生。

（3）降低腹压。术后抬高床头20°～30°，在患儿臀下垫一小沙袋，呈斜坡卧位，降低腹压，利于呼吸、引流及伤口愈合。避免患儿因疼痛哭闹，导致腹腔压力增高。

（4）缓解疼痛。观察疼痛部位、性质、程度，分散患儿注意力或使用药物止痛。

（5）保持病区安静，以提高患儿的舒适度。如出现腹痛、发热，则应警惕胆漏的发生。

（6）观察术后是否有排气，防止肠粘连的发生。观察大小便颜色、性质、量，准确记录 24 小时出入量。

（7）监测体温变化，及时更换汗湿衣物，避免着凉。

（8）切口的护理。保持切口敷料清洁干燥，术后用弹力加压腹带束缚，观察伤口有无渗液，如有渗血、渗液，应告知医生及时更换，预防感染（图 2-2）。

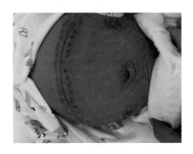

图 2-2　先天性胆总管扩张术后愈合伤口

（9）营养支持。恢复肛门排气后可拔除胃管，指导患儿少量多次饮水，观察有无腹胀、呕吐等不良反应。给予清淡饮食，2 ～ 3 天后改为半流质饮食，以低脂高能、富有营养、少食多餐为原则，持续 2 ～ 3 天后改为普食。

知识链接

1. 先天性胆道疾病的辅助检查

（1）肝胆脾胰彩超：首选辅助诊断方法。

（2）磁共振胰胆管造影（magnetic resonance cholang-iopan-creatography，MRCP）：确定分型。

（3）内窥镜逆行胆胰管造影（endoscopic retrograde cholang-iopan-creatography，ERCP）。

2. 先天性胆道疾病的手术疗法

（1）囊肿切除 + 胆道重建术。

（2）胆囊及囊肿切除，肝总管与空肠 Roux-Y 吻合术。

【问题 5】对该患儿现在的护理诊断是什么？

关键词：术后护理诊断、胆总管扩张

（1）舒适改变，与患儿疼痛有关。

（2）营养失调，低于机体需要量，与脂肪吸收障碍、术后禁食有关。

（3）有皮肤完整性受损的风险，与卧床、胆汁淤积引起全身皮肤黄染有关。

（4）体液不足，与患儿禁食有关。

（5）潜在并发症，如出血、胆瘘、吻合口狭窄、反流性胆管炎、癌变。

> **出院**
>
> 　　患儿情况良好，无发热、腹痛、咳嗽、气促喘息、烦躁不安或嗜睡，精神、胃纳、睡眠可。大小便正常，查体神清，反应可，全身皮肤黏膜轻度黄染，无出血点或皮疹。双肺呼吸音清，未闻及干湿啰音，心率齐。腹部伤口愈合良好，周围皮肤无红肿、渗血、渗液。
>
> 　　予出院。

【问题6】对该患儿出院指导的要点有哪些？

（1）切口拆线后不宜沾水，保持干燥，3～5天后可洗澡，洗澡时勿使劲揉搓。切口缝线使用可吸收线者则半个月后才可洗澡。

（2）合理饮食，避免暴饮暴食，忌高脂饮食。

（3）多到户外活动，避免到人多的公共场所。房间应注意通风，注意保暖，预防感冒，注意饮食卫生。

（4）术后1个月复诊，查肝胆脾彩超。

【思考题】

　　若患儿术前腹痛剧烈、大汗淋漓，初判为胆囊破裂，应如何处理？

（编者：邵梦烨、朱惠燕、吴圆荣）

第三章　呼吸系统疾病患儿护理

第一节　急性上呼吸道感染

临床病例

现病史

　　患儿，男，4岁7月，因"鼻塞、咳嗽4天，发热2天"入院。患儿4天前无明显诱因出现鼻塞、咳嗽，以单声咳为主，无流涕，无发热，无畏寒、寒战，未予处理。2天前出现发热，体温不详，1天前出现双下肢疼痛。于社区卫生服务中心就诊，诊断为"急性上呼吸道感染"，予布洛芬退热，头孢克洛（希刻劳）抗感染，易坦静、西替利嗪对症治疗，患儿热退，双下肢疼痛缓解，咳嗽症状无好转。退热4～5小时后会再次发热，今日最高体温40 ℃，门诊就诊，查快速呼吸道抗原二项联合检测、流感A+B阴性，诊断"急性上呼吸道感染"，予头孢曲松（罗氏芬）抗感染，为求进一步诊治，拟"急性上呼吸道感染"收入院。

　　患儿系G1P1，足月顺产，出生体重2.9 kg，出生时无外伤及窒息史。5.5个月时添加辅食，3个月会抬头，6个月会坐，1岁会走。按时接种疫苗，无不良反应。既往1岁和3岁时有"发热惊厥"病史，对芒果、青霉素过敏。

　　父母体健，非近亲结婚。

【问题1】上呼吸道感染除了呼吸道症状，还会有其他临床表现吗？

关键词：上呼吸道感染、并发症

　　小儿上呼吸道感染后，其机体会出现明显变化，病原体主要对鼻、咽、扁桃体与喉部造成侵犯，从而使患儿出现上呼吸道炎症的症状。上呼吸道感染也可能会导致小儿患上关节炎、腹膜炎等疾病，情况严重时还会导致小儿患上过敏性紫癜、风湿热与脑膜炎等疾病。

（1）血液系统，感染者出现血液系统损害主要是溶血性贫血，有一部分患儿会出现冷凝素升高的情况。冷凝素在红细胞中能够发挥细胞毒作用，也能够使单核细胞、淋巴细胞、中性粒细胞与血小板等发生凝集。

（2）中枢神经系统，国内外有相关临床资料表明，在由肺炎支原体所致的上呼吸道感染所导致的中枢神经系统疾病中，住院患儿大概占有 7% 的比例，而且有 0.1% 的患儿会发生显著的神经系统症状。

（3）消化系统，重症上呼吸道感染患儿会伴随有消化系统症状，大多数体现出非特异性表现，如食欲不振、恶心、腹痛、便秘与腹泻等临床症状。通常情况下这些症状会在短时间内消失。

┃检查┃

体格检查：体温 39.3 ℃，呼吸频率 30 次/分。神清，精神、反应好，全身皮肤黏膜无黄染、皮疹、出血点，浅表淋巴结未及。咽充血（＋），扁桃体无肿大、无化脓。呼吸平顺，三凹征（－），双肺呼吸音粗，未闻及干湿性啰音。心率 120 次/分，律齐，各瓣膜区未闻及杂音。腹平软，按压无哭闹，肝脾肋下未及，肠鸣音正常。双下肢无水肿。病理征未引出。

血常规：白细胞（WBC）14.07×10^9/L，中性粒细胞百分率 78.40%，血红蛋白 132 g/L，血小板 304×10^9/L，C 反应蛋白 0.400 mg/L。

快速呼吸道抗原二项联合检测、流感 A＋B 阴性。

肝功能、生化未见异常。

【问题 2】此时针对患儿的主要护理问题及护理措施有哪些？

关键词：高热、感染、惊厥预防

（1）体温过高，与上呼吸道感染有关。卧床休息，保持室内安静，温度适中，通风良好，衣被不可过厚，以免影响机体散热。按时监测体温，退热处理后 1 小时复测体温。加强口腔护理，保持皮肤清洁，及时更换被汗液浸湿的衣被。体温超过 38 ℃时按医嘱给予药物降温，随时注意有无新的症状或体征出现。患儿既往有高热惊厥史，要尽早给药控制温度，以防高热惊厥。

（2）舒适度减弱，咽痛、鼻塞。保持室温 18～22 ℃，湿度 50%～60%，减少空气对呼吸道黏膜的刺激。及时清除鼻腔和咽喉的分泌物和干痂，保持鼻孔周围清洁，用凡士林、液状石蜡等涂抹鼻翼部分黏膜及鼻下皮肤，减轻分泌物刺激。嘱患儿不宜用力擤鼻，以免炎症经咽鼓管向中耳发展引起中耳炎。

> **出院**
>
> 　　患儿一般情况可，无发热，偶有轻咳，无气促、喘息。无腹胀、腹痛、腹泻，无尿少、浮肿。精神、胃纳可，大小便正常。
>
> 　　查体：神清，精神反应可，全身皮肤黏膜红润，无苍白、发绀，浅表淋巴结无肿大，咽无充血。呼吸平顺，双肺呼吸音清，未闻及干湿啰音。心腹查体无异常。病理征未引出。
>
> 　　予带药出院。

【问题3】为避免患儿上呼吸道感染反复发作，应给予哪些健康教育？
关键词：急性上呼吸道感染反复发作、健康教育

（1）儿童居室应宽敞、整洁、采光好。室内应采取湿式清扫，经常开窗通风，成人应避免在儿童居室内吸烟，保持室内的空气新鲜。

（2）合理喂养儿童，婴儿提倡母乳喂养，及时添加换乳期食物，保证摄入足量的蛋白质及维生素；保证营养平衡，纠正偏食。

（3）多进行户外活动，多晒太阳，预防佝偻病的发生。加强体格锻炼，增强体质，加强呼吸的肌力与耐力，提高呼吸系统的抵抗力与适应环境的能力。

（4）气候骤变时，及时增减衣服，既要注意保暖、避免着凉，又要避免过多出汗，出汗后及时更换衣物。

（5）上呼吸道感染的高发季节，避免去人多、拥挤、空气不流通的公共场所。体弱儿童建议注射流感疫苗，增加对感染的防御能力。

（6）患儿为易过敏体质，日常生活中避免接触过敏原，以免引起过敏症状从而导致上呼吸道感染。

（编者：秦秀群、李晓娜、景晨）

第二节　急性支气管炎

现病史

　　患儿，女，2岁9月，因"咳嗽、喘息2天，加重半天"入院。患儿2天前无诱因出现咳嗽、喘息。咳嗽为阵发性干咳，于夜间明显，无咳痰，伴白色流涕，无发热、头晕、头痛。1天前出现腹痛1次，伴呕吐，无腹泻。自行服用"头孢（具体不详）、孟鲁司特钠（顺尔宁）"，无好转。门诊就诊，予"地塞米松""甲泼尼龙琥珀酸钠（甲强龙）"抗炎及雾化等治疗，未见好转。为进一步治疗，拟"急性喘息性支气管炎"收入院。自起病以来，睡眠、精神差，食欲可，小便减少（不详），大便未见异常，体重无明显变化。

　　患儿系G1P1，足月，顺产，出生体重2.4 kg，出生时无产伤及窒息史。6月时添加辅食。体重、身高增长与同龄儿相仿。按时接种疫苗，无不良反应。既往5个月前患有肺炎，治疗后好转。1个月前有鼻窦炎，使用欧龙马（仙璐贝）、孟鲁司特纳（顺尔宁）治疗。

　　母亲患有地中海贫血，父亲体健，非近亲结婚。

【问题1】有哪些方法可以增进急性支气管炎患儿舒适度？

关键词：急性支气管炎、舒适度

　　（1）避免剧烈的活动及游戏，以防咳嗽加重；夜间睡眠时采取侧卧位，缓解咳嗽。

　　（2）宜多给患儿饮用温水，促进体液循环，清洁口腔，缓解上呼吸道干痒的不适感。

　　（3）指导并鼓励患儿有效咳嗽，经常更换体位、拍背，促使呼吸道分泌物排出及炎症消散。

　　（4）适当提高室内湿度，以湿化空气，湿润呼吸道，按医嘱予雾化吸入。

检查

　　体格检查：体温37.2 ℃，呼吸频率60次/分。神清，精神、反应好，全身皮肤黏膜无黄染、皮疹、出血点，浅表淋巴结未触及。咽充血（＋），扁桃体无肿大，无化脓；呼吸平顺，三四征（＋），双肺呼吸音粗，可闻及大量喘鸣音及痰音；心率 160 次/分，律齐，各瓣膜区未闻及杂音。腹平软，按压无哭闹，肝脾肋下未触及，肠鸣音正常；双下肢无水肿。病理征未引出。

胸片：双肺纹理增粗。

血常规：白细胞 $14.51 \times 10^9/L$，中性粒细胞百分率 79.20%，C反应蛋白 0.400 mg/L。

肝功能、生化未见异常。

诊断

急性喘息性支气管炎。

【问题2】此时针对患儿的主要护理问题及护理措施有哪些？

关键词：清理呼吸道无效、护理措施

清理呼吸道无效，与痰液黏稠不易排出有关。护理措施如下：

（1）保持呼吸道通畅，观察咳嗽、咳痰的性质和量，指导并鼓励患儿有效咳嗽。

（2）经常更换体位，通过拍背或机械辅助排痰等方法，促使呼吸道分泌物排出及炎症消散。

（3）适当提高室内湿度，湿化空气，湿润呼吸道，并采用超声雾化吸入，湿化痰液，降低痰液黏稠度，促进痰液排出。

（4）分泌物多，影响呼吸时，可用吸引器吸痰，及时清除痰液，保持呼吸道通畅。

（5）注意观察呼吸变化，若有呼吸困难、发绀，应给予吸氧，并协助医生积极处理。

出院

患儿一般情况可，无发热，偶有轻咳，无气促、喘息，无腹胀、腹痛、腹泻，无尿少、浮肿，精神、胃纳可，大小便正常。

查体：神清，精神反应可，全身皮肤黏膜红润，无苍白、发绀，浅表淋巴结无肿大。咽无充血，呼吸平顺，双肺呼吸音清，未闻及干湿啰音。心腹查体无异常。病理征未引出。

予带药出院。

【问题3】对该患儿出院指导的要点是什么?

（1）健康教育。加强营养，增强体质。积极开展户外活动，进行体格锻炼，增强机体对气温变化的适应能力。

（2）积极预防营养不良、佝偻病、贫血和各种传染病，按时预防接种，增强机体免疫力。

（3）予饮食指导。注意进食清淡、低脂、易消化的食物。患儿母亲患有地中海贫血，患儿应适当进食叶酸、富含维生素 C 和维生素 B 以及含铁量高的食物。

（编者：秦秀群、李晓娜、景晨）

第三节　急性支气管肺炎

临床病例

现病史

患儿，男，5 岁，因"发热、咳嗽 5 天"入院。患儿于 5 天前因劳累后发热，最高体温 40.5 ℃，服用美林后可降至正常，6 小时后体温复升，伴畏寒、寒战、咳嗽，初为单声咳，后逐渐加重，呈阵发性连声咳，伴喉中痰鸣，无声音嘶哑，无气促、喘息，多次门诊就诊，末梢血常规结果显示白细胞 5.18×10^9/L、红细胞 4.63×10^{12}/L、血小板 197×10^9/L，诊断为"支气管炎"，予喉咽灵、顺尔宁、易坦静等对症处理。仍有反复咳嗽发热。今为进一步诊治再次门诊就诊，查胸片示支气管肺炎，予头孢曲松钠（罗氏芬）及口服阿奇霉素（希舒美）抗感染，拟"支气管肺炎"收入院。

患儿系 G1P1，出生体重 2 kg，35 周剖宫产娩出。出生时无外伤及窒息史，出生后因"早产"于新生儿科住院治疗，好转后出院。母乳喂养，按时添加辅食。体重、身高与同龄儿相仿。按时预防接种，家长自述两针未打，具体不详，无不良反应。

父母体健，非近亲结婚。

【问题1】针对患儿目前的情况，首要解决的护理问题是什么？

关键词：咳嗽、发热

（1）卧床休息，保持室内安静、温度适中、通风良好。衣被不可过厚，以免影响机体散热，保持皮肤清洁，及时更换被汗液浸湿的衣被。

（2）监测并准确记录体温，低热患儿，每4小时测一次体温，超高热则需每小时监测。降温处理1小时后复测体温，随时注意有无新的症状和体征出现，以防惊厥发生或体温骤降。

（3）加强口腔护理，防止继发感染。

（4）如有虚脱表现，应予保暖，饮热水，严重者给予静脉补液。体温超过38.5 ℃时，按医嘱给予药物降温。若患儿精神较好，玩耍如常，严密观察下可暂不处置。

> **知识链接**
>
> 掌握正确的发热护理时机，可取得较好的降温效果。
>
> 针对发热不同时期的处理措施如下。
>
> （1）体温上升期表现：皮肤干燥、苍白，疲乏无力，畏寒或寒战。主要措施：保暖，如加衣、盖被，多喝温开水。
>
> （2）高热持续期表现：皮肤潮红，心率加快，呼吸深快。主要措施：解开衣服加快散热，根据体温的程度给予物理或药物降温。
>
> （3）退热期表现：出汗多，皮肤潮湿。主要措施：及时更换衣服，多饮水，注意测量体温、血压，防止虚脱、休克发生。

【问题2】不同病原体所致肺炎的特点分别有哪些？

关键词：肺炎病原体

1. 呼吸道合胞病毒肺炎

呼吸道合胞病毒（respiratory syncytial virus，RSV）是造成5岁以下儿童急性下呼吸道感染最常见的病因，主要症状为咳嗽、喘息、气促。轻者发热及呼吸困难等症状不显著，中重症患儿有明显的呼吸困难、喘憋、口周发绀、鼻翼扇动、三凹征及不同程度发热，检验白细胞总数大多正常。

2. 腺病毒肺炎

腺病毒（adenovirus，ADV）肺炎多见于 6 个月至 2 岁婴幼儿，是婴幼儿肺炎中最严重的类型之一。临床主要特点为急骤发热，高热持续时间长，中毒症状严重，多呈稽留热，体温 1～2 天内即可达 39 ℃以上，可持续 2～3 周。起病时即有咳嗽，咳嗽较剧烈，频咳或阵咳，第 3～6 天逐渐出现呼吸困难、发绀等表现。

3. 金黄色葡萄球菌肺炎

金黄色葡萄球菌肺炎多见于新生儿及婴幼儿。本病临床起病急，病情重，进展快，中毒症状明显，多呈弛张热。患儿烦躁不安、咳嗽、呻吟、呼吸困难、面色苍白，时有呕吐、腹胀，皮肤可见猩红热样皮疹或荨麻疹样皮疹，严重者出现惊厥，甚至休克。外周血白细胞数明显增高，一般超过（15～30）×10^9/L，中性粒细胞增高。

4. 流感嗜血杆菌肺炎

流感嗜血杆菌肺炎在 4 岁以下儿童中多见。临床起病较缓慢，病程呈亚急性，但全身中毒症状明显。表现为发热、精神萎靡、面色苍白、痉挛性咳嗽、呼吸困难、发绀、鼻翼扇动及三凹征等。外周血白细胞数明显增高。

5. 肺炎支原体肺炎

肺炎支原体肺炎又称原发性非典型性肺炎。本病全年均可发生，各年龄段儿童均可发病，占儿童肺炎的 20% 左右。初期刺激性干咳为突出表现，一般无呼吸困难表现，婴幼儿起病急，病程长、病情重，以呼吸困难、喘憋和双肺哮鸣音较突出，可闻及湿啰音。

6. 衣原体肺炎

衣原体肺炎由衣原体引起。多见于 5 岁以上儿童，多为轻症，发病隐匿，无特异性临床表现。早期为上感症状，1～2 周后上感症状逐渐消退，而咳嗽逐渐加重，可持续 1～2 个月。衣原体肺炎首选大环内酯类抗生素。

检查

体格检查：体温 38.7 ℃，心率 110 次 / 分，血压 96/50 mmHg。面罩吸氧下呼吸急促，呼吸频率为 80～100 次 / 分，经皮血氧饱和度维持在 99% 至 100%。意识清，神情倦，反应可，全身皮肤黏膜红润，浅表淋巴结未触及，结膜充血水肿，咽充血（++），扁桃体Ⅰ度肿大，未化脓。三凹征阳性（图 3-1），双肺呼吸音粗，可闻及喘鸣音及大量湿啰音。各瓣膜区未闻及病理性杂音，全腹平软，肝脾肋下未触及。四肢肌张力均正常，双下肢无水肿。

　　血常规：白细胞总数 7.79×10^9/L，中性粒细胞绝对值 6.47×10^9/L，血小板计数 367×10^9/L，超敏 C 反应蛋白 20.53 mg/L。

　　D- 二聚体 1.26 μg/mL，血气分析示轻度过度通气。

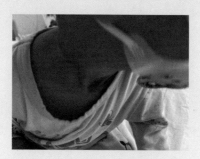

图 3-1　患儿胸骨上及锁骨上凹陷

【问题 3】此时针对患儿的主要护理问题及护理措施有哪些？

关键词：气体交换受损、清理呼吸道无效

1. 改善呼吸功能

　　（1）休息。保持室内空气清新，室温控制在 18 ～ 20 ℃，湿度保持在 60%。治疗护理集中进行，尽量使患儿安静，以减少机体的耗氧量。

　　（2）氧疗。及早给氧，以改善低氧血症。一般采用鼻前庭导管给氧，氧流量为 0.5 ～ 1.0 L/min，氧浓度不超过 40%；缺氧明显者用面罩或头罩给氧，氧流量为 2 ～ 4 L/min，氧浓度不超过 60%。出现呼吸衰竭时，应使用人工呼吸器。吸氧过程中应经常检查导管是否通畅，观察患儿缺氧症状是否改善，发现异常及时处理。

　　（3）遵医嘱给予抗生素治疗，促进气体交换。

2. 保持呼吸道通畅

　　及时清除患儿口鼻分泌物；经常变换体位，以减少肺部淤血，促进炎症吸收。根据病情采用相应的体位，以利于肺的扩张及呼吸道分泌物的排除。

指导患儿进行有效的咳嗽，排痰前协助其转换体位，帮助清除呼吸道分泌物。进行雾化吸入，使痰液变稀，有利于咳出。必要时，可用吸痰器吸出痰液。密切监测生命体征和呼吸窘迫程度，以帮助了解疾病的发展情况。

> **出院**
>
> 　　患儿一般情况可，无发热，偶有轻咳，无气促、喘息，无腹胀、腹痛、腹泻，无尿少、浮肿，精神、胃纳可，大小便正常。
>
> 　　查体：神清，精神反应可，全身皮肤黏膜红润，无苍白、发绀，浅表淋巴结无肿大。咽无充血。呼吸平顺，双肺呼吸音清，未闻及干湿啰音。心腹查体无异常。病理征未引出。
>
> 　　予带药出院。

【问题4】对该患儿出院指导的要点是什么？

（1）指导家长加强患儿营养，培养良好的饮食和卫生习惯。

（2）养成锻炼身体的好习惯，经常户外运动，增强体质，改善呼吸功能。

（3）尽量避免呼吸道疾病患儿相互接触，以免交叉感染。

（4）教会家长处理呼吸道感染的办法，使患儿在疾病早期能得到有效控制。

（5）定期健康检查，按时预防接种。

（6）用药指导。

（编者：秦秀群、李晓娜）

第四章　循环系统疾病患儿的护理

第一节　室间隔缺损

临床病例

现病史

　　患儿，女，4月，因"气促3月余，多汗、喂养困难2月余，呛奶、呼吸困难2小时"入院。患儿出生1月余出现气促，较频繁，偶有咳嗽，喉间未闻及痰响，至当地社区医院就诊，胸片提示肺炎，予雾化等对症处理，症状可稍缓解，仍有间断气促，吃奶及用力排便时气促较明显。患儿2月余开始出现多汗，喝奶后明显。2小时前喂奶时出现呛咳明显、呼吸困难、口唇发绀，遂至我院急诊就诊，收治入院。患儿生后喂养一般，现奶量为每次 60 ~ 70 mL，吃奶有中断，偶有呛咳，精神、胃纳一般，近1周余体重下降0.8 kg，大小便外观未见明显异常。

　　患儿系 G5P3，胎龄38周，剖宫产。Apgar 评分1分钟、10分钟均为10分。出生体重3.1 kg，身长50 cm。出生后混合喂养，按时添加钙剂、鱼肝油，尚未添加辅食。否认其他家族病史。

【问题1】针对患儿目前的情况，应首要处理的护理问题是什么？

关键词：呛咳、呼吸困难、口唇发绀

　　患儿喝奶时呛咳，就诊时有咳嗽，呼吸困难，口唇发绀。需要紧急处理误吸和纠正缺氧。具体如下：

　　（1）清理呼吸道，保持呼吸道通畅，必要时给予负压吸引。

　　（2）吸氧，防止患儿躁动，必要时给予镇静治疗。密切观察患儿呼吸困难及发绀情况有无缓解。

　　（3）心电监护，观察患儿生命体征是否平稳，维持血氧饱和度在95%以上。

【问题2】患儿目前最可能得到的诊断是什么？

关键词：喂养困难、体重下降、多汗、气促

　　患儿出生1月余即出现气促，喂养困难，有肺炎史。结合吃奶有中断，呛奶、吃奶及用力排便时气促较明显，体重下降等症状，考虑先天性心脏病。

检查

　　体格检查：体温37.0 ℃，心率128次／分，呼吸频率38次／分，血压78/35 mmHg，体重5.0 kg，身高61 cm。精神一般，营养稍差。口唇、四肢末梢未见明显发绀，无杵状指趾。呼吸运动对称，可见轻度吸气性三四征。听诊双肺呼吸音粗，心尖搏动位于左侧第Ⅳ肋间锁骨中线外侧1.0 cm，搏动范围1.5 cm。胸骨左缘第3、第4肋间可闻及响亮粗糙的Ⅲ～Ⅳ级全收缩期杂音。毛细血管搏动征、枪击音、Duroziez双重杂音等周围血管征阴性。双下肢未见水肿，双足背动脉搏动可触及，未发现心血管以外系统合并畸形。

　　辅助检查：心脏彩超提示先天性心脏病，膜周型室间隔缺损7.0 mm，室水平左向右分流。

诊断

　　室间隔缺损。

知识链接

　　根据血流动力学改变，可以将先天性心脏病分为三大类。

1. 左向右分流型

　　在左右心腔或主、肺动脉间有异常通道，左侧血液通过异常通道进入右侧，以房间隔缺损、室间隔缺损、动脉导管未闭最多见。该类型先天性心脏病临床表现与分流量大小有关，轻者可以没有明显症状，仅仅在体格检查时听到心脏杂音；重者则表现为反复肺炎、体格瘦小、心功能不全（喂养困难、多汗、气急、烦躁、激惹等症状以及心率增快、心音低钝、奔马律），晚期可出现发绀。

2. 右向左分流型

　　右侧心腔含氧量低的静脉血通过异常通道分流入左侧心腔或主动

脉，以法洛四联症、大动脉转位最多见。该类型先天性心脏病临床上以发绀为突出症状，因肺循环血流量减少、肺缺血，故很少有反复下呼吸道感染。由于长期缺氧，患者往往生长发育较落后，活动耐力低。

3. 无分流型

左右两侧心腔、大血管之间无分流，以肺动脉狭窄、主动脉缩窄多见。该类型先天性心脏病心室阻力负荷增加，故心室发生代偿性肥厚，之后失代偿性则导致心室扩大，表现出心功能不全症状。

因此，3岁以下婴幼儿出现粗糙响亮Ⅲ级以上心脏杂音伴震颤者，高度提示先天性心脏病的存在。

【问题3】此时针对患儿的主要护理问题及护理措施有哪些？

关键词：气促、呛奶、喂养困难、体格瘦小

患儿入院后，需围绕先天性心脏病的症状及并发症进行护理。

（1）保证患儿良好的睡眠和休息，合理安排诊疗工作，避免因频繁操作导致患儿哭闹，加重缺氧。

（2）保证充足营养，喂奶时要有耐心，可少量多次喂奶，防止患儿饥饿明显时吃奶过快，避免呛咳和呼吸困难。当患儿出现气促时，可暂停喂奶，待呼吸平顺后再进行。喂奶后采取右侧卧位或抱起轻拍背部，防止误吸。

（3）预防感染。注意观察体温变化，及时更换汗湿衣服，避免受凉引起呼吸系统感染。注意保护性隔离，以免交叉感染。

（4）控制补液速度，评估24小时出入水量，避免加重心脏负担。密切观察患儿生命体征及有无缺氧情况发生，防止肺部感染、充血性心力衰竭等并发症发生。

出院

患儿已明确诊断，目前一般情况可，无发热，安静状态下无气促、无呼吸困难，二便正常。

查体：神清，精神反应可，安静状态下全身皮肤黏膜红润，无苍白、发绀，双肺呼吸音稍粗，未闻及干湿啰音。胸骨左缘第3、4肋间可闻及响亮粗糙的Ⅲ～Ⅳ级全收缩期杂音。

予出院择期手术治疗。

【问题 4】对该患儿出院指导的要点是什么？

关键词：先天性心脏病、手术、预后

（1）疾病知识教育。结合患儿临床诊断，告知患儿家属先天性心脏病的护理和治疗，帮助家属正确认识疾病及预后。本病为中型室间隔缺损，需学龄前手术治疗。

（2）患儿在手术前要避免感染，保证充分的营养，提升患儿体质及对手术的耐受程度。

（3）细心喂养，少量多次喂奶，避免哭闹和呛咳。

（编者：秦秀群、陈华丽）

第二节　病毒性心肌炎

临床病例

现病史

　　患儿，男，7 岁，因"胸闷、心前区疼痛、乏力 1 天"就诊。患儿 1 天前在学校课间操时出现胸闷、胸痛，持续约 10 分钟，由家长带回家休息后好转。今天早餐后再次出现心前区疼痛伴头昏、气促、心悸、乏力，遂由家长带来院就诊。

　　患儿 1 周前曾发热 1 次，当时体温 38.8 ℃，伴咽痛、咳嗽、肌痛，经自行口服退烧药后体温恢复正常。平时患儿体质较好，否认有其他系统性疾病。

　　患儿系 G1P1，出生史、发育史、家族史无特殊。

【问题 1】针对患儿目前的情况，应首要处理的护理问题是什么？

关键词：心前区疼痛、气促、心悸

　　患儿有气促、心悸、心前区疼痛，需考虑心脏方面的问题。

（1）立即卧床休息，减轻心脏负担及减少耗氧量。

（2）患儿有气促，给予吸氧。

（3）心电监护，密切观察患儿精神状态及生命体征变化。

知识链接

　　小儿发生病毒感染的机会很多，但发生心肌炎者却较少，这与病毒本身是否具有亲心脏性有关。在已知的病毒种类中，以柯萨奇B组病毒1～5型最具有亲心脏性。病毒性心肌炎的发生同时还需一定的条件因子，在感染病毒的同时或其后如并存有条件因子则容易导致心肌炎发病。常见的条件因子有细菌感染、发热、精神创伤、过劳、受凉、缺氧、使用激素、营养不良、外科手术等。

检查

　　体格检查：体温37.1 ℃，心率120次／分，呼吸频率25次／分，血压88/56 mmHg，体重28 kg。发育正常，营养良好。神清，精神疲倦，全身皮肤黏膜颜色正常，无水肿。全身浅表淋巴结未触及。咽充血（＋），双肺呼吸音粗，未闻及干湿啰音，三凹征阴性。心全区无隆起，心尖搏动位于第5肋间锁骨中线。心律齐，心音稍低钝，未闻及明显杂音。毛细血管搏动征、枪击音、Duroziez双重杂音等周围血管征阴性。全腹平软，肝肋下1 cm，质软，脾未触及。

　　辅助检查：血清心肌酶谱肌酸激酶（CK）及肌酸激酶同工酶（CK-MB）、乳酸脱氢酶（LDH）和心肌肌钙蛋白均明显升高。

　　心电图检查：窦性心律，心率116次／分，Ⅱ、aVF导联T波倒置，ST段偏移压低。

　　超声心动图：各房室腔无增大，各瓣膜无返流。

诊断

　　病毒性心肌炎。

【问题2】此时针对患儿的主要护理问题及护理措施是什么？
关键词：头晕、心悸、乏力、心前区疼痛

　　本病为自限性疾病，目前无特效治疗，主要是减轻心脏负担，促进心肌恢复。

　　（1）急性期卧床休息。给予营养丰富、易于消化的食物。

（2）严密观察病情，监测患儿精神状态、面色、心率、心律、呼吸、体温和血压变化。必要时进行心电监护，发现心动过速、心动过缓、多源性期前收缩、频发室性期前收缩、房室传导阻滞等应立即报告医生，采取紧急处理措施。

（3）遵医嘱给予保护心肌和清除自由基的药物。

（4）观察有无心力衰竭等并发症发生。发生心力衰竭时，给予吸氧、半卧位，保持安静，控制输液速度，以免加重心脏负担。

（5）密切观察特殊药物的疗效和副反应。如使用洋地黄等强心药物时，注意观察有无心率过慢，若出现新的心律失常和恶心、呕吐等消化系统症状，应暂停用药并告知医生，避免洋地黄中毒。使用利尿剂和扩血管药物时，要观察尿量及血压变化情况。

知识链接

洋地黄中毒的处理：洋地黄中毒一旦确诊，应立即停用洋地黄及利尿剂，同时补充钾盐。小剂量钾盐能控制洋地黄引起的多种快速型心律失常，但每日总量不超过 3 mmol/kg，静脉滴注时用 10% 葡糖糖稀释为 0.3% 浓度。肾功能不全及合并房室传导阻滞时忌用静脉钾盐。

家属忧虑

患儿母亲因担心患儿疾病变成长期慢性疾病，非常焦虑。

【问题 3】针对该患儿的健康教育要点有哪些？

关键词：病毒性心肌炎预后

（1）疾病知识教育。结合患者临床诊断，告知患儿家属本病多数患儿预后良好，半数经数周或数月后痊愈。取得家长的配合，减少患儿和家长的焦虑和恐惧心理。

（2）强调休息对心肌炎恢复的重要性，使患儿及家长能自觉配合治疗。

（3）告知家长本病多数由呼吸道感染和消化道感染引起，疾病流行期尽量避免去公共场所，预防感染。

出院

　　患儿一般情况可，无发热，无头昏、气促、心悸，无心前区疼痛。精神、胃纳可，大小便正常。

　　复查血清心肌酶谱肌酸激酶（CK）及肌酸激酶同工酶（CK-MB）、乳酸脱氢酶（LDH）和心肌肌钙蛋白，及心电图和彩超均恢复正常。

　　予带药出院。

【问题 4】对该患儿出院指导的要点有哪些？

　　（1）出院后继续注意休息，活动应逐渐增加，以不引起心慌气促为原则。

　　（2）预防呼吸道和消化道感染。

　　（3）按时服药。

　　（4）按医生出院医嘱门诊随访及复查心脏彩超等。

（编者：秦秀群、陈华丽）

第五章　泌尿系统疾病患儿的护理

第一节　急性肾小球肾炎

临床病例

现病史

　　患儿，女，12岁，因"眼睑浮肿、肉眼血尿3天"入院。患儿家属3天前发现患儿眼睑浮肿伴肉眼血尿，尿液呈洗肉水样。患儿自述尿量较平时减少，偶有头痛、头晕，无胸痛、胸闷，无腹痛、腹胀，无腰痛，无尿频、尿急，无畏寒、发热。到当地诊所就诊，考虑肾炎，未治疗，入我院门诊就诊。查尿常规见：蛋白质（++），隐血（++）。拟"急性肾小球肾炎"收入住院，起病来，患儿精神、饮食、睡眠可，大便正常。

　　患儿系第一胎，顺产，出生时无产伤窒息史，无药物及食物过敏史，无外伤手术史。无输血史。按计划接种疫苗。5天前有感冒，家属到药店购买感冒药服用，具体用药不详，余无特殊。

【问题1】患儿被诊断为急性肾小球肾炎的依据是什么？
关键词：水肿、血尿、蛋白尿、头痛、头晕

　　患儿5天前有感染病史，眼睑浮肿，肉眼血尿（图5-1），尿量减少，偶有头痛、头晕症状，尿常规见蛋白质（++）、隐血（++）。

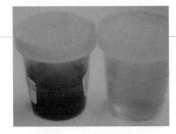

图5-1　血尿（左）与正常尿（右）的对比

知识链接

急性肾小球肾炎

1. 概念

急性肾小球肾炎（acute glomerulonephritis, AGN）简称急性肾炎，是指一组病因不一，临床表现为急性起病，多有前驱感染，以血尿、水肿、高血压为主，伴不同程度蛋白尿或肾功能不全等特点的肾小球疾病。

2. 鉴别诊断

患儿临床症状及体征主要包括血尿、蛋白尿和颜面部浮肿。应与以下疾病进行鉴别：

（1）IgA 肾病，常表现为发作性的肉眼血尿或镜下血尿，患儿往往在上呼吸道感染 1～3 天后起病，少数患儿可伴发大量蛋白尿或急性肾损伤，实验室检查红细胞可呈现满视野，非均一性，血补体 C3 正常，血 IgA 升高。肾脏病理可见系膜增生，在系膜区出现弥漫性的 IgA 沉积。而急性肾小球肾炎的肾脏病理特征性改变为毛细血管内增生性肾小球肾炎，上皮细胞下可见驼峰样的沉积物。

（2）肾病综合征，是一组由多种病因引起肾小球基底膜通透性增加，导致血浆内大量蛋白质从尿中丢失的临床综合征，主要表现为"三高一低"，即水肿（凹陷性水肿）、大量蛋白尿、高脂血症和低蛋白血症。

（3）继发性肾脏疾病，如紫癜性肾炎、乙型肝炎病毒相关性肾炎、狼疮性肾炎等。该类疾病患儿的肾脏损害主要表现为蛋白尿或（和）血尿，可伴有水肿，但追问病史，往往可发现患儿存在基础疾病的临床表现和体征，如紫癜性肾炎患儿在起病初期常伴有皮疹、腹痛和关节疼痛等特征性的改变。

检查

体格检查：体温 36.9 ℃，脉搏 96 次 / 分，呼吸频率 21 次 / 分，血压 130/90 mmHg。发育正常，营养一般，神志清楚，精神可，自主体位，步入病房，查体合作。全身皮肤黏膜无黄染及出血点，全身浅表淋巴结无肿大。头颅无畸形，颜面部及双眼睑浮肿，口唇无苍白，舌居中，咽稍红，扁桃体Ⅰ度肿大，表面无脓性分泌物。颈软无抵抗，气管居中，甲状腺无肿大。心肺、腹部等检查无异常。

尿常规：蛋白质（++），隐血（++）。

血常规：白细胞 10.5×10^9/L，中性粒细胞比率 71.2%，淋巴细胞比率 22.6%，血红蛋白 128 g/L，血小板 312×10^9/L。

血沉：21 mm/h。

肝肾功能、心肌酶、电解质、血糖、血脂未见明显异常。

初步诊断

急性肾小球肾炎。

诊治经过

入院后嘱卧床休息，限制水、盐的摄入，监测血压；予头孢呋辛钠和喜炎平抗感染，予硝苯地平降压治疗。

【问题2】诊治过程中，针对患儿的主要护理问题及护理措施是什么？

关键词：蛋白质、血尿、水肿、高血压、护理措施

（1）嘱患儿卧床休息，待水肿消退、血压降至正常、肉眼血尿消失，可下床在室内轻微活动。

（2）嘱家长适当限制患儿盐和水的摄入，观察尿量、尿色，准确记录24小时出入量，若尿量持续减少，应警惕急性肾衰的发生，遵医嘱留尿标本送检。

（3）遵医嘱给予抗生素及降压药，同时观察药物疗效和不良反应。应用降压药后监测患儿血压变化，避免患儿突然站立，防止直立性低血压的发生。

（4）严密观察病情变化，预防并发症发生。

出院

经治疗10天后，患儿肉眼血尿消失、浮肿消退，蛋白尿、血尿消失，血压恢复正常，予出院随访。

【问题3】患儿出院时，健康教育的要点有哪些？

（1）疾病知识教育。向患儿及家长讲解本病是一种自限性疾病，多数病例能治愈，预后良好。强调急性期休息和限制患儿活动的重要性。

（2）告知患儿及家长，减少链球菌感染是预防的关键，一旦发生上呼吸道感染或皮肤感染等疾病，应及早用抗生素彻底治疗，溶血性链球菌感染后1～3周内定期检查尿常规。

（3）告知家长及患儿出院后定期门诊复查。

分析总结

急性肾小球肾炎的临床表现为急性起病、病程短，血尿、蛋白尿、水肿、高血压和短暂的肾功能损害，轻症患者可以无肾功能损害，大部分患者补体C3明显降低，血清抗链球菌溶血素"O"（ASO）增高。

急性肾小球肾炎发病，大多数是由链球菌感染后引起的变态反应所致，少数患者是由其他细菌、病毒、原虫感染引起，以学龄儿童多见，男孩患病率高。多数急性肾小球肾炎可以自愈，少数患者迁延为慢性。治疗主要是控制感染、休息和对症处理。

护理过程中需要严密监测并发症，如急性心力衰竭、高血压脑病、高血压危象、急性肾功能衰竭等的出现。

（编者：付雪、邵梦烨）

第二节　肾病综合征

临床病例

现病史

患儿，男，5岁，因"颜面部浮肿1周，双下肢及阴囊水肿伴尿少3天"就诊。患儿于入院前1周出现颜面部浮肿，可见泡沫尿，无发热、咳嗽、流涕，无头痛、恶心、呕吐，无尿频、尿急、尿痛，尿色清，尿量无明显减少，食纳欠佳，大便无溏薄。就诊当地医院，行尿常规检查发现尿蛋白（+++）、尿隐血（+++），给予抗感染、利尿治疗3天，但患儿双下肢及阴囊水肿未见消退，尿量减少至300 mL左右，体重由19 kg增至21 kg，为进一步诊治入住我科。

患儿系G1P1，足月顺产，出生体重3 kg，否认出生窒息抢救史，生长发育同正常同龄儿。否认家族性肾病或其他遗传性疾病史。否认肝炎、结核等传染病史，按时按计划预防接种，既往体健。

【问题1】针对患儿目前的情况，应首要处理的护理问题是什么？

关键词：水肿、尿少、尿蛋白、尿隐血

患儿颜面部、双下肢及阴囊均水肿（图5-2），尿蛋白（+++），尿隐血（+++），尿量减少至300 mL，体重由19 kg增至21 kg。患儿此时体液过多，营养失调，存在感染的风险。

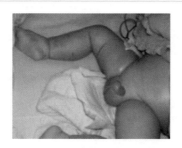

图5-2　水肿的下肢及阴囊

1. 适当休息

嘱患儿卧床休息，以减轻心脏和肾脏负担。卧床休息时，应经常变换体位，以防血管栓塞等并发症。

2. 营养管理

该患儿水肿严重，应限制水、钠的摄入，给予低盐低脂优质蛋白（乳类、蛋、鱼、家禽等动物蛋白）饮食。

3. 预防感染

该患儿免疫力低下，易继发感染，应做好保护性隔离，与感染性疾病患儿分室收治，病房每日进行空气消毒，减少探视人数。

4. 加强皮肤护理

该患儿由于高度水肿致皮肤张力增加，皮下循环不良，加之营养不良，皮肤易受损及继发感染，应注意保持皮肤清洁、干燥，及时更换内衣，保持床铺清洁、整齐，被褥松软，经常翻身。

5. 会阴部护理

水肿的阴囊可用棉垫或吊带托起，每日用 3% 硼酸坐浴 1～2 次，做好会阴部清洁，预防尿路感染。

检查

体格检查：体温 36.6 ℃，脉搏 92 次 / 分钟，呼吸频率 28 次 / 分钟，血压 120/70 mmHg，体重 21 kg，双眼睑水肿，双肺呼吸音清，心律齐，心音有力，未及杂音，腹软，全腹部无压痛，无反跳痛，肝脾肋下未及，阴囊水肿，双下肢凹陷性水肿。

血常规：白细胞 12.8×10^9/L，中性粒细胞百分比 48%，淋巴细胞百分比 40.60%，血红蛋白 147 g/L，血小板 254×10^9/L，C 反应蛋白（CRP）<8 mg/L。

尿常规：尿蛋白 500.00 mg/dL，红细胞 0～2/HP。

肝肾功能：胱氨酸蛋白酶抑制剂 C 1.55 mg/L，丙氨酸氨基转移酶（ALT）17 IU/L，天冬氨酸氨基转移酶（AST）36 IU/L，总蛋白（TP）44 g/L，白蛋白（ALB）18.8 g/L，钠（Na^+）138.70 mmol/L，钾（K^+）5.05 mmol/L，氯（Cl^-）102.40 mmol/L，钙（Ca^{2+}）1.96 mmol/L，磷（P）1.54 mmol/L，镁（Mg^{2+}）1.02 mmol/L，尿素氮（BUN）4.7 mmol/L，肌酐（Cr）44 μmol/L，尿酸（UA）294 μmol/L，胆固醇（TC）11.43 mmol/L，甘油三酯（TG）4.58 mmol/L，高密度脂蛋白（HDL）3.10 mmol/L，低密度脂蛋白（LDL）6.08 mmol/L。

24 小时尿蛋白定量：24 小时尿量 305 mL，尿蛋白 1707.8 mg。

补体系列：C3 1.16 g/L，C4 0.29 g/L，CH50 11 IU/L。

心电图：窦性心动过速。

泌尿系超声检查：双肾实质回声增强。

初步诊断

肾病综合征。

治疗经过

入院后完善检查，明确诊断肾病综合征（单纯型），给予泼尼松（强的松）2 mg/（kg·d）口服诱导治疗，缬沙坦减轻尿蛋白，双嘧达莫（潘生丁）抗凝治疗，低分子右旋糖酐、呋塞米（速尿）利尿消肿。

【问题2】在药物治疗期间，针对患儿的主要护理问题及护理措施是什么？

关键词：激素、水肿、抗凝

患儿入院后，给予激素、抗凝药物及利尿药物治疗，需严密观察药物疗效及副作用。

（1）向家长及患儿讲解激素治疗对本病的重要性，使患儿及家长主动配合与坚持按治疗方案用药。激素治疗期间，注意每日尿量、尿蛋白变化及血浆蛋白恢复等情况，注意观察激素的副作用，如库欣综合征、高血压、消化道溃疡、骨质疏松等。及时补充维生素D及钙质，以免发生手足搐搦症。激素治疗过程中，食欲增加者应适当控制食量。

（2）应用利尿剂时，注意观察尿量，定期查血钾、血钠。尿量过多时，应及时与医生联系，防止因大量利尿导致血容量不足，出现低血容量性休克或静脉血栓形成的风险。

（3）抗凝和溶栓疗法能改善肾病的临床症状，改变患儿对激素的效应，从而达到理想的治疗效果。在使用抗凝药物过程中，注意监测凝血时间及凝血酶原时间，并密切观察有无出血征象。

（4）关心、爱护患儿，多与患儿及家长交谈，鼓励其说出内心的感受，如害怕、忧虑等，指导家长多给患儿心理支持，使其保持良好情绪，积极配合治疗。

出院

患儿经激素足量治疗10天，尿蛋白转阴，复查24小时尿蛋白定量正常，水肿消退后出院。

患儿带药出院，2周后肾脏专科门诊随访。

【问题3】对该患儿出院健康教育的要点有哪些？

（1）不宜随便减量服用药物或停药。患儿出院后仍需激素治疗。患儿及家长一定要在医生的指导下将药物逐渐减量直至停药，切不可随意减量和停药，以免造成病情反复。

（2）适当休息。一般不需要严格限制活动，但不要过度劳累，以免病情复发。

（3）感染常是诱使肾病复发的原因。应保持皮肤清洁，防止皮肤感染。

（4）水肿消退后不必限制水，逐渐增加食盐摄入量。但如出现水肿复发则应限制盐的摄入，一般为 1 ～ 2 g/d。可进食新鲜蔬菜和水果、优质蛋白（乳类、蛋、鱼、家禽等动物蛋白），以补充体内维生素和蛋白质，增强抵抗力。

（5）保持室内空气新鲜，尽量不去商店、影院等公共场所。注意根据气候的变化增减衣服，预防感冒。

（编者：付雪、陈华丽）

第六章　血液系统疾病患儿的护理

第一节　儿童贫血

病案一　营养性缺铁性贫血

临床病例

|现病史|

患儿，男，1岁6个月，因"面色苍白1月"入院。患儿于1月前无明显诱因出现面色苍白，偶有日常活动后疲倦，休息后可自行缓解。血常规结果示：白细胞总数 10.59×10^9/L，血小板计数 504×10^9/L，血红蛋白浓度 48 g/L，门诊就诊。

患儿系 G1P1，胎龄 33^{+6} 周，因"羊水过少，窒息"剖宫产娩出，出生体重 2.26 kg，出生时无产伤史。出生后母乳喂养至6月添加辅食，无明显偏食、挑食。出生后因贫血坚持服用"蛋白琥珀酸铁"至1岁。按时接种疫苗，无不良反应。

父母体健，非近亲结婚。

【问题1】患儿目前是否贫血？考虑哪一类贫血？

关键词：面色苍白、活动后疲倦、铁剂治疗

患儿面色苍白，活动后气促，血红蛋白浓度 48 g/L，考虑贫血。早产，停用铁剂半年，血红蛋白浓度下降，考虑缺铁性贫血。

知识链接

贫血（anemia）是小儿时期常见的一种综合征，系指单位体积血液中红细胞、血红蛋白和红细胞比容低于正常值，或其中一项明显低于正常。贫血不但影响小儿生长发育，而且是一些感染性疾病的诱因。贫血程度的划分详见表6-1。

表6-1　贫血程度

贫血程度	血红蛋白（g/L）	红细胞（/L）
轻	90~120（6岁以上）；90~110（6岁以下）	$3 \times 10^{12} \sim 4 \times 10^{12}$
中	60~90	$2 \times 10^{12} \sim 3 \times 10^{12}$
重	30~60	$1 \times 10^{12} \sim 2 \times 10^{12}$
极重	<30	$<1 \times 10^{12}$

缺铁性贫血（iron deficiency anemia，IDA）是小儿常见疾病，主要发生在6个月至3岁婴幼儿，具有小细胞低色素性、血清铁和运铁蛋白饱和度降低、铁剂治疗效果良好等特点，是常见的威胁小儿健康的营养素缺乏症。

【问题2】针对患儿目前的情况，应首要处理的护理问题是什么？

关键词：贫血原因、贫血护理

患儿血红蛋白低于80 g/L，活动后疲倦，休息后缓解，需进一步找出贫血原因，纠正贫血，增强活动耐力，避免影响生长发育。

（1）合理安排患儿的休息与活动，气促严重时，让患儿卧床休息并给予低流量吸氧，缓解组织缺氧。按患儿活动耐力及年龄制订活动计划，活动强度及持续时间以不感到累为度。

（2）按医嘱予交叉配血后输注同型红细胞。

（3）进一步完善血常规、尿常规、大便常规、溶贫5项、G6PD+地贫常规、骨髓穿刺术等检查。

（4）观察患儿有无烦躁不安或精神不振、不爱活动、食欲减退等情况，有无口腔炎、舌炎，有无肝脾肿大等体征。

检查

体格检查：体温36.4 ℃，心率130次/分，呼吸频率35次/分，体重12 kg，身高81 cm。发育正常，营养良好。神志清醒，精神好，全身皮肤黏膜颜色苍白，皮肤温暖。全身浅表淋巴结未触及。口唇苍白，伸舌居中，咽无充血，扁桃体Ⅱ度肿大，无化脓、无压痛，腮腺导管口无分泌物。双肺呼吸音对称，呼吸音清，未闻及干湿性啰音，三四征阴性。心律齐，心音强度正常。全腹平软，肝脾肋下未触及。颈软，巴宾斯基征阴性，克尼格征阴性。

诊断

（1）缺铁性贫血（重度）；

（2）地中海贫血（待排）。

【问题3】为进一步了解患儿情况，护士应从哪些方面进行评估？

关键词：贫血患儿、健康评估

患儿入院后，护士除协助医生完成相关检查和治疗外，应全面评估患儿情况。

（1）向家长了解患儿辅食习惯、饮食结构是否合理，有无腹泻、肠道寄生虫、吸收不良综合征、反复感染等慢性疾病。

（2）观察患儿皮肤、黏膜颜色及毛发、指甲情况，有无乏力、烦躁或萎靡等，有无异食癖、口腔炎、舌炎及生长发育异常情况。

（3）了解患儿实验室检查结果，确认有无红细胞、血红蛋白下降，红细胞形态异常及骨髓增生情况。

检查结果

患儿入院后的检查结果显示：白细胞总数 18.41×10^9/L，血小板计数 620×10^9/L，血红蛋白浓度 51 g/L，红细胞总数 3.03×10^{12}/L；骨髓象示增生活跃，以中、晚幼红细胞增生为主，考虑缺铁性贫血。

家属忧虑

母亲因患儿惊厥发作，担心孩子日后智力发育受影响，及需要长期药物治疗，哭泣不止。

【问题4】针对该患儿的健康教育要点有哪些？

关键词：缺铁性贫血、饮食护理

（1）指导家属合理安排饮食，按时添加含铁丰富的辅食或补充铁强化食品，如铁强化奶、蛋黄、动物肝脏、动物血、精肉、牛肉、大豆及其制品等，注意合理搭配。

（2）适当进食黑木耳、发菜、海带等含铁高的食物，添加维生素 C、稀盐酸、氨基酸、果糖等促进铁吸收的食物。

（3）口服铁剂时避免同食茶、咖啡、牛奶、蛋类、麦麸、植物纤维、草酸和抗酸药物等抑制铁吸收的食物。

（4）早产儿和低体重儿自 2 个月左右时予铁剂预防贫血。

（5）注意休息，预防感染。

出院

患儿无发热，一般情况可，睡眠、胃纳可，大小便正常。

查体：精神、反应好，全身皮肤稍苍黄，浅表淋巴结无肿大。咽稍充血，呼吸平顺。心腹查体无异常。

病情好转，予带药出院。

【问题 5】对该患儿出院指导的要点有哪些？

（1）指导家长给患儿坚持正确用药，强调贫血纠正后，仍要坚持合理饮食，培养良好的饮食习惯。这是防止复发和保证正常生长发育的关键。

（2）指导家长掌握服用铁剂的正确剂量和疗程；将药物放在患儿不能触及的地方，避免误服过量而中毒。

（3）向家长说明服用铁剂要从小剂量开始，两餐之间服用，减少对胃肠道刺激，利于吸收，用吸管或滴管喂服，防止牙齿染黑。

（4）向家属和患儿说明，服用铁剂后大便变黑或呈柏油样属正常现象，停药后可恢复，缓解其紧张心理。

（5）观察疗效，定期复查。服用铁剂 12 ～ 24 小时，症状好转，如服药 3 ～ 4 周仍无效，应返院查找原因。

【思考题】

如该名患儿入院后精神萎靡、食欲减退、活动后气促，护理措施有哪些？

（编者：邵梦烨、付雪）

病案二　营养性巨幼细胞贫血

临床病例

现病史

患儿，女，2岁3月，因"皮肤毛发纤细、发黄6月余，全身水肿1周"就诊。患儿6个月前无明显诱因出现皮肤毛发发黄，伴虚胖，并逐渐加重至出现皮肤黏膜苍白，以唇、口腔、甲床最明显，伴烦躁不安、易怒、表情呆滞、嗜睡、对外界反应迟钝。1周前全身出现轻度水肿。门诊就诊，收入院。

患儿系G1P1，足月，顺产娩出，出生体重3.3 kg，出生时无外伤及窒息史，8月时添加辅食。3个月会抬头，6个月会坐，7个月会翻身，8个月会爬。按时接种疫苗，无不良反应。

【问题1】患儿目前最有可能的诊断是什么？

关键词：皮肤黏膜苍白、毛发纤细、烦躁不安

患儿处于幼儿期，起病隐匿，病情逐渐加重，毛发发黄6月余，唇、口腔苍白，甲床苍白，烦躁不安、易怒、嗜睡，最有可能的诊断是营养性巨幼细胞贫血。

知识链接

营养性巨幼细胞贫血（nutritional megaloblastic anemia, NMA）是由于缺乏维生素B_{12}和（或）叶酸及维生素C所引起的一种大细胞性贫血。主要临床特点为贫血，红细胞数较血红蛋白量减少更明显，红细胞胞体变大，骨髓中出现巨幼红细胞，有精神、神经症状，用维生素B_{12}和（或）叶酸治疗有效。

【问题2】针对患儿目前的情况，应首要处理的护理问题是什么？

关键词：防止外伤、改善缺氧

患儿就诊时烦躁不安、嗜睡，应改善缺氧，防止外伤，避免影响小儿发育和健康。

（1）注意休息，预防外伤。按医嘱给予镇静药物，防止外伤发生，提供

安全舒适空间，注意观察生命体征、意识、行为变化。

（2）改善组织缺氧，做好皮肤护理。予低流量吸氧，适当限制患儿活动。协助保持皮肤清洁，防止皮肤破损等发生。

┃检查┃

　　体格检查：体温 36.5 ℃，心率 120 次 / 分，呼吸频率 25 次 / 分，体重 12 kg。发育正常，营养良好。神志清醒，精神较差，面色蜡黄，毛发纤细，全身皮肤黏膜无黄染、皮疹及出血点，皮肤温暖。头型正常，双侧瞳孔等大等圆，对光反射正常。唇、口腔苍白，伸舌居中，咽无充血，扁桃体无肿大，颈部淋巴结无肿大。胸廓对称，双肺呼吸音粗，未闻及干湿性啰音，三凹征阴性。心律齐，心音强度正常。全腹平软，肝、脾稍大。甲床苍白，四肢肌力、肌张力正常。颈软，巴宾斯基征阴性，克尼格征阴性。

　　血常规：白细胞（WBC）3.23×10^9/L，红细胞平均体积（MCV）> 100 fL，平均血红蛋白含量（MCH）> 32 pg，红细胞体积分布宽度（RDW）$> 15\%$，血红蛋白（HGB）> 90 g/L。

┃诊断┃

　　营养性巨幼细胞贫血。

【问题 3】此时针对患儿的主要护理问题及护理措施是什么？

关键词：生长发育、营养性巨幼细胞贫血患儿、喂养

　　患儿入院后，须严密观察病情，围绕原发病进行针对性治疗。

　　（1）严密观察病情，观察记录患儿的神志、瞳孔、面色、肌张力等，有无出现肢体、躯干、头或全身震颤，有无抽搐、共济失调及感觉异常。

　　（2）根据原发病采取相应措施。合理搭配饮食，防止患儿偏食、挑食，养成良好的饮食习惯，保证营养素的摄入。

　　（3）监测生长发育，评估患儿体格、智力、运动发育情况，及时加强训练和教育。

┃喂养情况┃

　　患儿母亲不知道如何喂养患儿，平日只给患儿添加瘦肉。

【问题4】针对该患儿的健康教育要点有哪些?

关键词:喂养

（1）疾病知识教育。告知家长本病的表现和预防措施，帮助其了解预防的重要性；提供有关营养方面的知识；指导其积极治疗和去除影响维生素B_{12}和叶酸吸收的因素。

（2）指导家长合理喂养患儿，适当增加动物肝、肾、肉类、蛋类、绿色新鲜水果和蔬菜等。

（3）注意休息与活动，指导家长根据患儿活动耐受情况安排适当休息和活动，保持室内舒适，防止感染。

> **出院**
>
> 患儿一般情况可，无气促、喘息，无腹胀、腹痛、腹泻，无尿少、浮肿，精神、胃纳可，大小便正常。
>
> 查体：神清，精神反应可，全身皮肤黏膜红润，无苍白、发绀，浅表淋巴结无肿大。咽无充血。呼吸平顺，双肺呼吸音清，未闻及干湿啰音。
>
> 予带药出院。

【问题5】对该患儿出院指导的要点是什么?

注意观察用药疗效，一般用维生素B_{12}治疗2～4天后精神症状好转，叶酸治疗1～2天后食欲好转。

【思考题】

如该名患儿入院时出现全身震颤、抽搐、共济失调等症状，护理措施有哪些?

（编者：邵梦烨、付雪）

第二节 出血性疾病

病案一 免疫性血小板减少症

临床病例

现病史

患儿，女，1岁4月，因"发现全身针尖样出血点3天"就诊。3天前父母发现患儿皮肤出现针尖样出血点，血常规示血小板计数 12×10^9/L。予丙种球蛋白静脉滴注后，复查血常规：白细胞总数 8.02×10^9/L，中性粒细胞百分率69.5%，红细胞总数 4.95×10^{12}/L，血红蛋白浓度355 g/L，血小板计数 22×10^9/L。收入院。患儿无烦躁不安或嗜睡，无乏力，无抽搐，无皮疹。精神、睡眠可，胃纳差，大小便正常，近期体重无明显改变。

患儿系G2P1，足月顺产，出生体重3.2 kg，出生时无窒息、产伤史，母乳喂养，6月时添加辅食，体重、身高增长与同龄儿相仿，按计划预防接种疫苗。

父母体健，非近亲结婚。

【问题1】患儿目前是患哪种出血性疾病？

关键词：出血、血小板计数

患儿有针尖样出血点，血小板计数 12×10^9/L，予丙种球蛋白静脉滴注后血小板略上升。考虑免疫性血小板减少症。

知识链接

免疫性血小板减少症（immune thrombocytopenia，ITP）是儿童期最常见的、骨髓相对正常的、以皮肤黏膜出血为主要表现的血小板减少性（血小板数 $< 100 \times 10^9$/L）出血性疾病。3～6岁高发。

【问题2】目前针对患儿首先应处理的护理问题是什么？

关键词：避免损伤、出血的观察

患儿就诊时血小板计数 22×10^9/L，应减少活动，避免创伤，防止颅内出血等严重并发症。

（1）减少活动，避免受伤，有明显出血时应卧床休息。忌玩锐利玩具，限制剧烈活动，以免因碰伤、刺伤或摔伤而出血。

（2）尽量减少肌内注射或深静脉穿刺，延长压迫时间，防止发生深部血肿。

（3）避免食用坚硬、多刺的食物，防止因损伤口腔黏膜及牙龈而出血。保持大便通畅，防止因用力大便时腹压增高而诱发颅内出血。

（4）观察皮肤瘀点变化，监测血小板数量变化。

（5）监测生命体征，观察神志、面色。观察患儿有无消化道出血及肾脏出血，有无烦躁、嗜睡、头痛、呕吐，甚至惊厥、昏迷、颈阻等颅内出血症状。若呼吸变慢或变得不规则，双侧瞳孔不等大，对光反射迟钝或消失，则提示合并脑疝。

检查

体格检查：体温 36.7 ℃，心率 120 次／分，呼吸频率 30 次／分，体重 10 kg。发育正常，营养良好。精神好，神志清醒，检查合作。全身皮肤黏膜散在针尖样出血点，皮肤温暖。全身浅表淋巴结未触及。伸舌居中，咽无充血，扁桃体、腮腺无肿大，腮腺导管口无分泌物。双肺呼吸音对称，双肺呼吸音粗，双下肺可闻及少许痰音，未闻及干湿性啰音，三凹征阴性。心律齐，心音强度正常。全腹平软，肝脾肋下未触及。颈软，巴宾斯基征阴性，克尼格征阴性。

血常规：白细胞总数 7.53×10^9/L，血红蛋白浓度 141 g/L，血小板计数 45×10^9/L。

诊断

原发性（免疫性）血小板减少症。

【问题3】此时针对患儿的主要护理问题及护理措施有哪些？

关键词：健康教育、心理护理

患儿入院后，血小板上升，须严密观察病情，做好心理护理，对症治疗。

（1）关心、安慰患儿，操作时向其讲明道理，取得合作。

（2）按医嘱继续予醋酸泼尼松片（强的松）口服，观察血小板计数，血小板正常后缓慢减量至停药观察。

（3）指导患儿不玩尖利的玩具和使用锐利工具，不做剧烈的、有对抗性的运动，常剪指甲，选用软毛牙刷等。

家属忧虑

患儿母亲担心孩子日后反复复发，非常焦虑。

【问题 4】针对该患儿的健康教育要点有哪些？

关键词：继发性血小板减少症预后

（1）将疾病知识教育与患者临床诊断相结合，告知患儿家属病毒感染、药物诱导、狼疮相关性因素可能诱发继发性血小板减少症。平时注意防止病毒感染，慎重用药及观察。

（2）急性期多见于婴幼儿，病程多为自限性，85% ～ 90% 患儿 1 ～ 6 个月痊愈，约 10% 转变为慢性型。慢性型多见于学龄儿童，起病缓慢，出血症状相对较轻。约 1/3 患儿发病数年后自然缓解。

知识链接

急性型与慢性型血小板减少鉴别详见表 6-2。

表6-2　急性型与慢性型血小板减少鉴别

项目	急性型	慢性型
发病年龄	婴幼儿	学龄儿童
占比	90%	10%
发病情况	起病急	起病缓慢
诱因	感染、药物	无
出血情况	以自发性皮肤、黏膜出血为突出表现，多为针尖大小出血点	出血症状相对较轻，主要为皮肤、黏膜出血
预后	1～6个月内痊愈	发病数年后自然缓解

出院

患儿无发热、咳嗽，无头晕、头痛，无乏力，无气促、喘息，无盗汗，无烦躁不安，无嗜睡，精神、胃纳可，大小便正常。

查体：神清，精神反应可，全身皮肤黏膜红润，无苍白、发绀，浅表淋巴结无肿大。咽无充血。呼吸平顺，双肺呼吸音清，未闻及干湿啰音。心腹查体无异常。病理征未引出。血常规结果示血小板计数 $361 \times 10^9/L$。

予带药出院。

【问题 5】对该患儿出院指导的要点是什么？

（1）指导患儿定时复查，若糖皮质激素治疗 2～4 周仍无反应，应尽快减量和停用，并查找病因。

（2）保持室内通风，预防感染，避免到人多的地方，如家中有呼吸道感染患者，应注意隔离。去公共场所戴口罩，衣着适度，避免感染，以防加重病情或复发。

（3）忌服阿司匹林类或含阿司匹林的药物。

【思考题】

如该名患儿发生出血，护理措施有哪些？

（编者：邵梦烨、付雪）

病案二 血友病

【临床病例】

现病史

患儿，男，2 岁 5 月，因"左膝关节红肿热痛，关节活动受限 16 天"就诊。患儿于 18 天前出现左膝关节红肿、疼痛，16 天前左膝关节不能伸直，收入院。入院时下肢负重时疼痛哭闹，不能行走。

患儿系 G1P1，足月，顺产娩出，出生体重 3 kg，出生时无外伤及窒息史，5 月时添加辅食。3 个月会抬头，6 个月会坐，7 个月会翻身，8 个月会爬。按时接种疫苗，无不良反应。

父母体健，非近亲结婚。有一位舅舅有血友病病史，具体不详。

【问题1】患儿目前可能得到什么诊断？

关键词：膝关节负重、疼痛、血友病家族史

　　患儿膝关节红肿、疼痛、不能伸直、活动受限，下肢负重时疼痛，不能行走，其舅舅有血友病史，故目前考虑患儿所患为血友病。

> **知识链接**
>
> 　　血友病（hemophilia）是一种X染色体连锁的先天隐性遗传出血性疾病，可分为血友病A和血友病B两种。A为凝血因子Ⅷ（FⅧ）缺乏，占80%～85%，B为凝血因子Ⅸ（FⅨ）缺乏，占15%～20%。血友病以出血表现为主。

【问题2】针对患儿目前的情况，应首要处理的护理问题是什么？

关键词：疼痛止血

　　患儿左膝关节红肿热痛、活动受限，就诊时下肢负重时疼痛，不能行走。可能存在活动性出血，应避免关节损伤出血，防止因慢性关节损害导致畸形。

　　（1）缓解疼痛，予弹力绷带加压包扎关节，冰袋冷敷，抬高患肢，制动并保持其功能位。

　　（2）遵医嘱输注凝血因子等进行止血治疗。出血停止后，遵医嘱局部给予脉冲短波、脉冲磁治疗，缓解疼痛。

> **检查**
>
> 　　体格检查：体温36.6℃，心率92次/分，呼吸频率23次/分，血压95/60 mmHg，体重18 kg。发育正常，营养良好。神志清，精神可，全身皮肤黏膜正常，皮肤温暖。全身浅表淋巴结未触及。伸舌居中，咽无充血，扁桃体无肿大，腮腺导管口无分泌物。双肺呼吸音对称，双肺呼吸音清，未闻及干湿性啰音，三凹征阴性。心律齐，心音强度正常。全腹平软，肝脾肋下未触及。左膝屈曲AROM 0～90°，PROM 0～120°；VSA 6分，股四头肌肌力3级。
>
> 　　凝血因子Ⅷ活性测定为3%，出血时间、凝血酶原时间和血小板计数正常。

> **诊断**
>
> （1）血友病A；
> （2）左膝关节出血。

【问题3】此时针对患儿的主要护理问题及护理措施是什么？

关键词：预防出血、保持关节功能、心理护理

患儿入院后，出血逐步得到控制，须严密观察病情，早期进行关节活动，防止畸形。

（1）预防出血，避免肌内注射、深部组织穿刺；穿刺时选用小针头，拔针后延长按压时间。

（2）观察生命体征、神志、皮肤黏膜情况，观察有无内脏及颅内出血。

（3）关节出血停止、肿痛消失后，逐渐增加活动，可对患儿左膝关节周围肌群进行主动肌力训练及抗阻训练。将手放于患肢股部前方，感觉股四头肌收缩强度。循序渐进地增加压膝锻炼，动作舒缓轻柔，避免膝关节损伤出血。

（4）鼓励患儿表达想法，通过血友病幼儿图画宣传册给患儿讲解成功病例，消除不良情绪和恐惧心理。提供适龄的游戏活动，减轻其孤独感。

> **家属忧虑**
>
> 患儿母亲不懂如何照顾患儿，紧张焦虑。

【问题4】针对该患儿的健康教育要点有哪些？

关键词：活动、防止出血、止血

（1）将疾病知识教育与患儿情况相结合，告知患儿关节疼痛原因，帮助家属正确认识疾病，了解本病遗传规律和筛查基因携带者的重要性。

（2）指导家长为患儿提供安全的家庭环境，让患儿养成良好的生活习惯，避免重体力活动，防止外伤。可规律、适度地进行体格锻炼和运动，增强关节周围肌肉力量和强度。

（3）教会家长观察患儿出血情况及局部止血方法。患儿上学后，告知老师和学校患儿病情及应限制的活动。

出院

患儿一般情况可，无发热，大小便正常。

查体：神清，精神反应可，全身皮肤黏膜红润，无苍白、发绀，浅表淋巴结无肿大。咽无充血。呼吸平顺，双肺呼吸音清，未闻及干湿啰音。心腹查体无异常。病理征未引出。关节无疼痛，能自由活动。予出院。

【问题5】对该患儿出院指导的要点是什么？

（1）当患儿有外伤时，发现局部胀痛、皮下青紫肿胀、关节压痛、活动不便或活动时疼痛，应立即卧床休息，用关节夹板固定，局部弹性绷带加压包扎，冰袋冷敷，及时就医治疗。

（2）患儿终身禁止使用阿司匹林、双嘧达莫（潘生丁）、吲哚美辛（消炎痛）等含有抗凝机制的药物。

（3）患儿应避免穿硬底鞋或赤足；避免在湿滑地面行走，防止摔倒；不能负重，如手提较重物品；避免剧烈运动。

【思考题】

如该名患儿入院后口鼻腔出血不止，护理措施有哪些？

（编者：邵梦烨、付雪）

第三节 急性白血病

临床病例

现病史

患儿，男，3岁，因"发热、发现全血细胞减少8天"入院。于8天前出现面色苍白、低热，就诊于当地医院。查血常规示：白细胞 $2.65 \times 10^9/L$，中性粒细胞绝对值 $0.28 \times 10^9/L$，血红蛋白 73 g/L，血小板计数 $62 \times 10^9/L$。为进一步诊治来我院。患儿自起病以来，无烦躁不安或嗜睡，无乏力、寒战、抽搐，无皮疹、关节肿痛，无腹泻、腹痛，无双下肢水肿、尿少，睡眠可，精神、胃纳一般，大小便正常，体重无明显改变。

既往体质可，否认传染病史，否认"G6PD缺乏症、地中海贫血"等遗传病史。否认输血及血制品史。去年搬至新房居住，居住环境良好。

【问题1】患儿被诊断为急性白血病的依据是什么？

关键词：发热、贫血

患儿8天前开始发热，面色苍白，血常规提示全血细胞减少。

知识链接

急性白血病的分类，根据增生细胞种类的不同，可分为急性淋巴细胞白血病（acute lymphoblastic leukemia, ALL）和急性非淋巴细胞白血病（acute non-lymphoblastic leukemia, ANLL）。

急性淋巴细胞白血病是儿童最常见的白血病类型，也是治疗效果相对较好的儿童恶性肿瘤。该病起病多较急，主要表现为发热、贫血、出血和白血病细胞浸润所致的肝、脾、淋巴结肿大和骨、关节疼痛。

【鉴别诊断】

类白血病反应：可有肝脾肿大、血小板减少。末梢血象中偶见中晚幼粒及有核红细胞，为幼儿髓外代偿表现。往往存在慢性感染，骨髓呈感染性骨髓象。

骨髓增生异常综合征：表现为发热、贫血及出血，肝、脾、淋巴结肿大，外周血一到三系减少，幼稚细胞形态异常。但骨髓检查幼稚细胞比例小于25%，可与白细胞鉴别。

再生障碍性贫血：贫血、出血、发热及全血细胞减少与低增生白血病表现类似，但通常无肝、脾、淋巴结肿大，骨髓中无幼稚细胞。

风湿及类风湿关节炎：常有发热，关节痛为游走多发性，建议在诊断前进行常规骨髓检查以排除以关节痛为首发症状而血液学表现不典型的白血病。

检查

体格检查：体温 37.1℃，脉搏 122 次 / 分，呼吸频率 30 次 / 分，血压 91/51 mmHg。发育正常，营养中等。精神好，神志清醒，检查合作。全身皮肤黏膜颜色苍白，无黄染，无瘀点、瘀斑，无出血点。双侧颈部、腋窝、腹股沟均可触及肿大淋巴结，无明显触痛，活动度尚可，最大约 0.5 cm×0.5 cm 大小。口唇无发绀，口腔黏膜苍白，牙龈无红肿，无出血溢脓。伸舌居中，咽稍充血，无溃疡或疱疹，咽反射正常。扁桃体无肿大。颈软，无抵抗。呼吸平顺，腹式呼吸存在，双肺呼吸运动对称，双肺呼吸音稍粗，未闻及干湿性啰音。心率122 次 / 分，心律齐，各瓣膜区未闻及病理性杂音，无心包摩擦音。腹部平坦、软、无压痛、反跳痛，未触及包块。肝肋下 5 cm 可及，脾脏肋下 3 cm 可及，质软，边缘钝。肌力及肌张力正常。肱二头肌反射、膝反射等深反射正常，双侧巴宾斯基征阴性。

血常规：白细胞 $2.0×10^9/L$，中性粒细胞绝对值 $0.25×10^9/L$，血红蛋白 52 g/L，血小板计数 $40×10^9/L$；C 反应蛋白 17.9 mg/L。

肝肾功能、心肌酶、电解质、血糖、血脂等未见明显异常。

骨髓涂片示：原始淋巴细胞＋幼稚淋巴细胞占 89.5%，考虑急性白血病。

骨髓流式细胞免疫荧光分析结果示：符合急性 B 淋巴细胞白血病免疫表现。

初步诊断

急性淋巴细胞白血病。

诊疗经过

入院后完善相关检查：①骨髓检查，包括形态细胞学、免疫学分型、遗传学检查和分子生物学检查；②生化检查；③血、尿、便常规；④心电图；⑤胸部 CT；⑥腹部 B 超；⑦心脏彩超。

【问题 2】诊治过程中针对患儿的主要护理问题及护理措施有哪些？

关键词：急性淋巴细胞白血病、护理措施

1. 防治感染

（1）保护性隔离。有条件者入住空气层流室或无菌单人层流床（图

6-1），限制探视人数和次数，感染者禁止探视，避免交叉感染。维持房间适宜的温度和湿度，房间每日消毒，家属及医护人员接触患儿前均应先洗手并佩戴口罩。

（2）无菌原则。严格无菌技术操作，遵守操作规程。

（3）注意个人卫生。教会患儿及家属正确洗手的方法；保持患儿口腔清洁，进食前后用配置的漱口水漱口，用软毛牙刷刷牙；每日沐浴，勤换衣服，保持皮肤清洁；保持大便通畅，便后清洗肛周皮肤。

（4）观察感染早期征象。密切监测生命体征，观察患儿有无牙龈肿

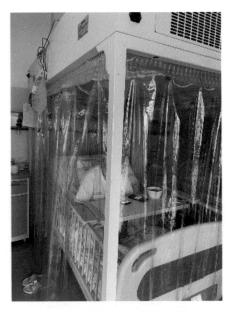

图 6-1　层流床保护性治疗

痛、咽红、咽痛，皮肤有无破损、红肿，外阴、肛周皮肤有无异常（图 6-2、图 6-3）。中性粒细胞低下者，密切监测血象，若有感染征兆，应及时处理，遵医嘱使用抗生素治疗。

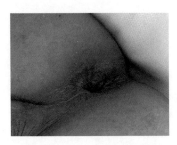

图 6-2　白血病患儿的肛周脓肿

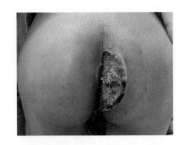

图 6-3　白血病患儿肛周脓肿继发感染

2. 防治出血

（1）观察皮肤黏膜有无出血情况，如紫癜、瘀斑、鼻出血、牙龈出血、消化道出血和血尿等，观察有无颅内出血症状。

（2）正确输血。严格执行输血制度，观察疗效及有无输血反应。

3. 防治化疗药物副作用

（1）尽早建立以 PICC 为血管通路的用药途径。

（2）掌握各种化疗药物副作用表现及相应的拮抗药的使用方法。

（3）按时按量使用化疗药物及解毒药物。

（4）补充充足的液体。

（5）观察生命体征变化、大小便情况、神经系统情况（如认知、肢体反应、末梢皮肤感觉）等。

4. 减轻疼痛

提高诊疗技术，尽量减少因治疗、护理带来的疼痛。运用适当的非药物性方法或遵医嘱使用止痛药物，及时评估患儿镇痛需要及评价止痛效果。

5. 休息

患儿需静卧休息。鼓励患儿在床上适当活动，如写字、画画等，避免剧烈活动。血小板低于 20×10^9/L 时需绝对卧床，防止碰撞，预防出血。

6. 加强营养

给予高蛋白、高维生素、易消化饮食。注意饮食卫生，餐具应消毒。

7. 心理护理

多和家属沟通，给家属介绍治愈的病例，树立其战胜疾病的信心。关注患儿情绪变化，多与患儿沟通交流。

出院

经治疗半年余，骨髓涂片示：未见原始及幼稚淋巴细胞。骨髓流式细胞免疫荧光分析结果示：骨髓完全缓解。阶段化疗结束，血象及各项指标正常，进入维持期治疗，予出院及随访。

【问题3】该患儿出院时的健康教育要点有哪些？

（1）疾病知识的教育。教会患儿家长如何预防感染和观察感染及出血征象，如出现发热、出血异常（如牙龈出血或其他出血征象），要及时就诊。

（2）告知家长坚持定期化疗的重要性。

（3）鼓励患儿参与体格锻炼，增强抗病能力。

（4）定期随访，监测血象、肝肾功能，根据药物治疗效果及时调整用药剂量。

（5）重视患儿的心理健康，正确引导，使患儿在治疗疾病的同时，心理及智力得以正常发展。

分析总结

急性白血病，约占小儿白血病的 95% 以上，好发于学龄儿童，男孩多于女孩，大多起病较急，主要表现为发热、贫血、出血及白血病细胞浸润引起的症状和体征。查体可有肝、脾、淋巴结肿大。外周血贫血及血小板减少，白细胞可减少、正常或升高，幼稚细胞形态异常，骨髓原始及幼稚细胞 ≥ 25%。

急性白血病的发病原因和机制尚不完全清楚，可能与病毒感染、物理化学因素、遗传或体质因素有关。治疗主要使用以化疗为主的综合疗法，其原则是早诊断、早治疗、严格分型、按型选择治疗方案、争取尽快完全缓解，同时要早期预防中枢神经系统白血病和睾丸白血病。

护理过程中需要做好预防感染的护理措施，严格执行手卫生、无菌操作原则，密切监测病情，出现感染征象及时进行抗感染治疗，严密监测并发症的出现，如感染性休克、颅内出血等，及时发现及处理化疗药物副作用，如呕吐、消化道溃疡、骨髓抑制、末梢神经损伤等。

（编者：胡月云、彭碧秀）

第七章　神经系统疾病患儿的护理

第一节　化脓性脑膜炎

临床病例

现病史

患儿，男，6月，因"腹泻伴发热3天、精神差1天"入院。患儿3天前无明显诱因下出现腹泻伴发热，最高体温39.7 ℃，遂至当地医院就诊，予禁食、胃肠减压、头孢噻肟抗感染等治疗。病程中患儿反应差，吃奶（配方奶）欠佳，无抽搐及尖叫等，大便稀，小便少，有少许流涕，无咳嗽、咳痰、鼻塞等不适，偶尔呕吐白沫，无皮疹。现患儿因仍有发热，药物及物理降温效果不佳，拒奶，易激惹，目光呆滞，嗜睡，为进一步治疗遂至我院急诊就诊。急诊拟"1. 意识障碍；2. 高热查因"收入我科。

患儿系G1P1，足月，顺产，出生体重3.2 kg，出生时无外伤及窒息史。按时接种疫苗，无不良反应。

父母体健，非近亲结婚。否认其他既往史。

【问题1】患儿最可能得到的临床诊断是什么？

关键词：意识改变、高热

患儿急性起病，有消化道感染症状，精神反应差，进而出现精神萎靡、目光呆滞、嗜睡，出现进行性加重的意识改变，考虑急性中枢神经系统感染可能。

检查

体格检查：体温39.1 ℃，心率141次/分，呼吸频率45次/分，血压88/46 mmHg。发育正常，营养尚可。神志淡漠，精神萎靡，嗜睡，前囟饱满，张力大，瞳孔等大等圆，直径 3 mm，对光反射稍迟顿。面色灰白，肢端稍凉。全身浅表淋巴结未触及。咽充血（+），扁桃体无肿大，无化脓、无压痛，腮腺导管口未见分泌物。双肺呼吸音对称，呼吸音粗，可闻及少许干啰音，三凹征阴性。心律齐，心音强度正常。腹软，肝脾肋下未触及。颈软，巴宾斯基征阴性，克尼格征阴性。入院后行腰椎穿刺术，测得脑脊液压力 210 mmH$_2$O，外观呈乳白色，白细胞（WBC）1420×10^6/L，蛋白 1.2 g/L，糖 0.9 mmol/L，涂片革兰染色提示流感嗜血杆菌感染。

血常规：白细胞（WBC）20.3×10^9/L，中性粒细胞百分率 38.14%，C 反应蛋白 12.76 mg/L。

肝功能、生化、凝血未见异常。

【问题 2】颅内高压的应急处理有哪些？

关键词：高热、颅内高压、护理措施

该患儿入院后体温 39.1℃，仍有拒奶，精神萎靡，嗜睡，前囟饱满，完善脑脊液检查，脑脊液压力 210 mmH$_2$O，可见现阶段患儿处于颅内压升高的状态，需紧急处理。

1. 体位

床头抬高 15°～30°，使头部处于正中位，以利于颅内血液回流。

2. 脱水

及时准确应用脱水药物（甘露醇）。使用甘露醇时，应注意补液速度，在 30 分钟内滴注完毕，密切监测患儿生命体征变化，同时防止药液外渗。

3. 降温

立即使用药物及物理降温，以降低脑的耗氧量，防止发生惊厥。松解患儿的衣被，降低环境温度，及时记录降温效果。

【问题 3】此时针对患儿的主要护理措施有哪些？

根据该患儿的临床表现，结合患儿脑脊液检查结果，脑脊液提示细菌感染，确诊为化脓性脑膜炎。

关键词：病情观察、维持正常体温、营养

1. 观察病情，对症处理

密切观察患儿神志、瞳孔的变化，及时监测患儿血压、呼吸、心率、体温的变化，如有异常（脉搏减慢、呼吸节律不规则、瞳孔不等大等圆、对光反射减弱或消失）立即告知医生并做好抢救准备。

2. 维持正常体温

维持室内温度在 18 ～ 22 ℃，体温高于 38.5 ℃时，遵医嘱予以药物降温，以降低患儿脑的耗氧量，防止惊厥发生。

3. 保证充足的营养

为患儿提供高热量配方奶。观察患儿喝奶情况及大小便情况，腹泻严重时，予以静脉营养，以维持水电解质平衡。

4. 用药护理

了解各种药物的作用及副作用、药物配伍禁忌及使用要求，保证药物发挥最大疗效。如脱水药（甘露醇、甘油果糖等）应在 30 分钟内进入患儿体内，有利于迅速提高血浆渗透压，降低颅内压，防止脑疝发生；抗生素应按药物血浓度周期给药，保证血浆中药物的浓度，减少细菌对药物产生耐药性。

知识链接

化脓性脑膜炎（purulent meningitis，PM）是由各种化脓性致病菌感染所致的一种急性软脑膜炎性疾病。临床以急性发热、惊厥、意识障碍、颅内压增高和脑膜刺激征以及脑脊液脓性改变为特征。该病是儿童，尤其是婴幼儿时期常见的中枢神经系统感染性疾病。0 ～ 2 个月患儿以肠道革兰阴性杆菌（最多见为大肠埃希菌）和全黄色葡萄球菌感染为主；3 个月至 3 岁的患儿多为流感嗜血杆菌感染；5 岁以上患儿主要的致病菌为脑膜炎双球菌、肺炎链球菌。

出院

患儿一般情况可，无发热，无咳嗽，无气促、喘息，无腹胀、腹泻，无尿少、浮肿，精神、胃纳可，大小便正常。

查体：神清，精神反应可，全身皮肤黏膜红润，无苍白、发绀，浅表淋巴结无肿大，咽无充血，呼吸平顺，双肺呼吸音清，未闻及干湿啰音。心腹查体无异常。病理征未引出。

予带药出院。

【问题4】针对该患儿家属的健康教育要点有哪些?

关键词:化脓性脑膜炎预后

(1)疾病知识教育。结合患儿临床诊断,帮助家属正确认识疾病及预后。本病是细菌感染引起的中枢神经系统急症,多见于5岁以下儿童,2岁以内发病者约占75%,预后较差,婴幼儿死亡率10%,10%~20%的幸存者遗留各种神经系统严重后遗症。如出现意识障碍、惊厥、前囟隆起、拒奶、呕吐等症状时应及时就医。

(2)指导患儿家属积极防治上呼吸道感染、消化道感染等感染性疾病,预防皮肤外伤。

(3)日常饮食及起居教育。保持室内安静,养成良好生活习惯,保证充足睡眠,避免过度劳累。进行适当的体育活动,增强机体抗病能力。

(4)加强患儿营养,进食高热量配方奶,定期检测患儿体重。

(5)应积极进行各种功能训练,减少或减轻后遗症。

知识链接

化脓性脑膜炎临床表现的年龄特征详见表7-1。

表7-1 化脓性脑膜炎临床表现的年龄特征

分类	典型表现	幼婴及新生儿
急性感染中毒及脑功能障碍症状	发热、烦躁不安及进行性加重的意识障碍	体温可高可低或不发热,甚至体温不升
急性颅压增高表现	头痛、呕吐、脑疝	吐奶、尖叫、颅缝分离、易激惹(摇晃和抱着时更甚)
脑膜刺激征	颈阻、克尼格征、布鲁津斯基征	不明显

（编者:段孟岐、黄伟娟、梁秋菊）

第二节 病毒性脑炎

临床病例

现病史

患儿，男，7岁，因"发热、头痛伴呕吐3天"入院。患儿3天前无明显诱因出现发热，体温以早晚升高明显，最高为38.5 ℃，伴有头痛，部位以双侧颞额部为主，头痛时伴乏力、恶心，于当地医院就诊，予口服美林及抗病毒口服液后体温可降至正常。次日患儿头痛加剧，精神差，睡眠多，时有烦躁，予头孢曲松钠（罗氏芬）治疗后头痛症状仍未改善，复测体温升至39.5 ℃。家属为求进一步治疗，收入院。

患儿系G1P1，足月顺产，出生体重2.75 kg，出生时无外伤及窒息史，6个月时添加辅食，按时接种疫苗，无不良反应。

父母体健，非近亲结婚。否认其他既往史。否认食物及药物过敏史。

【问题1】患儿最可能得到的临床诊断是什么？

关键词：发热、头痛、呕吐、烦躁

该患儿急性起病，有上呼吸道感染的表现，为学龄期儿童，除此之外，还有呕吐症状，病程3天仍未好转，且出现头痛加剧、精神差、睡眠多、烦躁等症状，考虑中枢神经系统感染的可能。

检查

体格检查：体温39.8 ℃，心率120次/分，呼吸频率28次/分，血压92/56 mmHg。发育正常，营养尚可。神志清楚，精神反应差。全身皮肤黏膜颜色正常，皮肤温暖。全身浅表淋巴结未触及。咽充血（++），扁桃体无肿大、无化脓、无压痛，腮腺导管口未见分泌物。双肺呼吸音对称，呼吸音粗，可闻及少许干啰音。心律齐，心音强度正常。腹软，肝脾肋下未触及。颈项强直，布鲁津斯基征阴性，克尼格征阴性。

入院后予行腰椎穿刺术，测得脑脊液压力为210 mmH$_2$O，外观清亮，白细胞（WBC）8×10^9/L，蛋白质轻度升高，糖和氯化物正常，脑脊液涂片、培养及生化等未见明显异常，脑脊液病毒分离及特异性抗体检测结果为柯萨奇病毒阳性，诊断为"病毒性脑炎"。

血常规：白细胞（WBC）10.3×10^9/L，中性粒细胞百分率38.14%，C反应蛋白7.76 mg/L。

肝功能、生化、凝血未见明显异常。

【问题2】目前针对该患儿的主要护理问题及护理措施有哪些？

关键词：高热、颅内压升高的护理

根据患儿临床表现及脑脊液检查结果，病毒分离及特异性抗体检测显示为柯萨奇病毒感染，诊断为病毒性脑炎。大量病毒对脑组织的直接入侵和破坏，可能进一步导致脱髓鞘、血管与血管周围脑组织的损害，故应积极抗病毒治疗，控制脑水肿、降低颅内压。

1. 维持正常体温

立即遵医嘱予以药物及物理降温，降低大脑耗氧量，并观察降温效果。密切监测患儿体温变化，观察热型以及伴随的症状。

2. 颅内压升高的护理

将床头抬高15°～30°，遵医嘱立即使用降颅压的药物和脱水药（甘露醇、甘油果糖等），密切观察患儿精神状态、神志和生命体征的变化，尤其是体温、血压、呼吸频率和节律、瞳孔大小和对光反射及患儿行为的变化等。

家属忧虑

患儿在住院期间仍偶有头痛，情绪日渐低落，家属担心患儿日后智力发育受影响。

【问题3】针对该患儿的健康教育要点有哪些？

关键词：病毒性脑炎预后

（1）向患儿及家属介绍疾病相关知识。本病病程大多2～3周，多数患儿可完全恢复。协助患儿树立战胜疾病的信心，减轻其焦虑与不安。

（2）保持室内安静，养成良好生活习惯，保证充足睡眠，避免过度劳累。

（3）出院后适当地进行体育活动以增强机体抵抗力，预防上呼吸道感染。

（4）饮食方面，要加强患儿的营养，给予患儿高热量、高蛋白、高维生素、易消化的饮食，定期测量患儿体重，了解患儿营养状态恢复情况。

> **知识链接**
>
> 病毒性脑炎（viral encephalitis）是由多种病毒感染引起的颅内急性炎症，病变主要累及脑实质。
>
> 病毒性脑膜炎（viral meningitis）是由多种病毒感染引起的颅内急性炎症，病变主要累及脑膜。
>
> 如果病毒同时累及脑膜及脑实质，则称为病毒性脑膜脑炎。临床表现上病毒性脑炎与病毒性脑膜炎病情轻重不一，轻者可自行缓解，危重者呈急进性过程，可导致严重后遗症，如肢体瘫痪、癫痫、智能减退，或因脑损害严重、颅压增高明显或脑疝而死亡。
>
> 如何区分化脓性脑膜炎和病毒性脑炎？详见表7-2。
>
> **表7-2　区分化脓性脑膜炎和病毒性脑炎**
>
> | 分类 | 致病菌 | 侵犯部位 | 典型表现 | 脑脊液 |
> | --- | --- | --- | --- | --- |
> | 化脓性脑膜炎 | 化脓性细菌 | 软脑膜 | 发热、惊厥、颅内压增高、脑膜刺激征、脑脊液脓性改变 | 外观浑浊，糖含量明显降低，蛋白显著增高 |
> | 病毒性脑炎 | 病毒感染 | 脑实质或（和）脑膜 | 全身感染中毒症状轻，病程自限 | 外观清亮，糖及蛋白含量基本正常 |

（编者：段孟岐、陈湘威、梁秋菊）

第三节　癫痫发作与癫痫

临床病例

现病史

患儿，男，12岁，2年前因"抽搐20分钟"于我院治疗。近期患儿学业繁重，复习期间出现抽搐，表现为双眼上翻、牙关紧闭、口角歪斜、四肢强直、口唇发绀、呼之不应，无大小便失禁，持续时间约30分钟。

患儿系G1P1，剖宫产娩出，按时接种疫苗，无不良反应。

父母体健，非近亲结婚，爷爷有癫痫病史。

【问题1】该患儿目前是癫痫发作吗？

关键词：抽搐、意识障碍

患儿有癫痫遗传史，现出现抽搐，抽搐时双眼上翻、牙关紧闭、口角歪斜、四肢强直、口唇发绀、呼之不应，持续约30分钟，考虑为癫痫持续状态。

知识链接

癫痫发作（seizures）是指由于脑部神经元发作性异常放电引起脑功能障碍的一组临床症状，表现为意识障碍、抽搐、精神行为异常等，多数癫痫发作持续时间短暂，呈自限性。

癫痫（epilepsy）是多种原因引起的脑部慢性疾患，是脑内神经元反复发作性异常放电导致突发性、暂时性脑功能失常，临床出现意识、运动感觉、精神或自主神经运动障碍。多数癫痫在儿童期发病。

癫痫持续状态（status epilepticus，SE）是指癫痫一次发作持续30分钟以上或反复发作间歇期意识不能完全恢复达30分钟以上。

【问题2】针对患儿目前的情况，应首要处理的护理问题是什么？

关键词：控制癫痫持续状态

患儿出现癫痫持续状态，持续时间为30分钟。由于癫痫持续状态可危及患儿生命或遗留严重的后遗症，影响患儿智力发育和健康，须紧急处理。

（1）癫痫发作时，应使患儿立即平卧，保持呼吸道通畅，头偏向一侧，松解衣服领扣，保护患儿肢体，移开患儿周围可能导致受伤的物品，防止抽搐时碰撞造成皮肤破损、骨折或脱臼、坠床。

（2）观察癫痫持续状态。观察发作时伴随的症状、癫痫持续时间，以及面色、口唇、意识等情况。

（3）控制癫痫持续状态。遵医嘱使用镇静药物以及抗癫痫药物，如地西泮（安定）可于 1 ～ 2 分钟内止惊，必要时 0.5 ～ 1.0 小时后重复使用。发作停止后立即开始长期抗癫痫治疗。

知识链接

癫痫持续状态处理流程

对任何超过 5 分钟的全面性惊厥性癫痫持续状态（gene-ralized convulsive status epilepticus，GCSE）应按表 7-3 所示步骤处理。

表7-3　癫痫持续状态处理流程

持续时间	处理
0～5分钟	适当体位，维持呼吸道通畅，监测生命体征，吸氧，维持心血管功能，开放静脉通道，抽血进行实验室检查
5～10分钟	纠正可能的低血糖，使用抗癫痫的一线药物静脉注射（地西泮或劳拉西泮）
10～20分钟	如果第一剂地西泮使用后5分钟仍不能终止，则重复静脉注射地西泮；如果发作终止，则使用一种二线药物，防止复发
20～30分钟	静脉注射苯妥英钠或丙戊醇，监测心率和血压
>30分钟	确诊SE。计划需要气管插管，考虑咪唑西泮和（或）异丙嗪、苯巴比妥麻醉，大剂量地西泮或其他全身麻醉药物，根据患儿具体情况调整各种药物

检查

体格检查：入院时体温36.3 ℃，心率100次/分，血压102/60 mmHg，神志清，双侧瞳孔等大，对光反射存在，四肢肌张力增高，神经病理征阴性，无外伤。入院后诉头痛伴呕吐胃内容物 2 次，予甘露醇治疗后症状好转。

血常规：白细胞总数 9.05×10^9/L，血小板计数 308×10^9/L，血红

> 蛋白浓度 140 g/L，中性粒细胞百分率 46.6%，C 反应蛋白 0.4 mg/L。
>
> 生化、凝血及尿常规未见明显异常。
>
> 予完善腰椎穿刺术，测得脑脊液压力为 180 mmH$_2$O，脑脊液 PCT 0.5 ng/mL，脑脊液常规、脑脊液生化及隐球菌涂片未见异常。
>
> 脑电图可见棘波、尖波交替出现。

【问题3】患儿入院后，在其癫痫发作间歇期，应如何观察病情，对症治疗？

关键词：观察生命体征、监测颅内压、抗癫痫治疗

（1）病情观察。观察生命体征、神志、瞳孔变化，患儿入院后，诉头痛伴呕吐胃内容物 2 次，应考虑脑水肿可能，监测颅内压情况，遵医嘱使用甘露醇脱水。

（2）遵医嘱使用抗癫痫药物，并观察使用抗癫痫药物后，智力、运动、发育等状况转归。

（3）保持安静，减少外部刺激。

家属忧虑

> 患儿母亲诉患儿平时上学期间自己服用抗癫痫药物，最近有漏服情况，担心后期仍会出现癫痫发作。

【问题4】针对该患儿的健康教育要点有哪些？

关键词：癫痫预后

（1）指导用药。癫痫患儿需要长期服用抗癫痫药物，应积极治疗，按时服药，避免漏服。患儿自己服药时，家属需要监督患儿是否按时服药。

（2）指导家属合理安排患儿的生活与学习，保证患儿充足的睡眠时间，避免长时间玩刺激游戏，应劳逸结合，以免情绪激动，避免受寒、感染，禁止进行游泳或登高等运动。

（3）解除患儿的精神负担，结合不同年龄的患儿的心态，有针对性地进行心理疏导，给予关怀、爱护，鼓励他们与同伴交流，帮助他们建立信心，克服自卑、孤独、退缩等心理行为障碍。

（编者：段孟岐、梁秋菊、陈湘威）

第四节　脑性瘫痪

临床病例

现病史

患儿，女，1岁2月，因"运动障碍1年"就诊。患儿出生后2个月发现运动障碍，3个月不抬头，8个月抱起时头方能竖直，辅助下可翻身，至今不会独坐、不会爬，进食困难，认识父母，能注视，可听懂简单话语，发音不清，无惊厥发作史。

患儿系G1P1，足月顺产，家族史无异常。

出生时难产，患缺血缺氧性脑病，经治疗出院，喂养困难。

【问题1】该患儿目前最可能得到的临床诊断是什么？

关键词：运动障碍

该患儿在围产期出现缺血缺氧性脑病，存在明显运动发育异常，智力发育良好，大运动功能也逐渐进步，不符合进行性脑损伤病程，基本排除遗传代谢病及神经变性病的可能，故考虑脑性瘫痪可能。

知识链接

脑性瘫痪（cerebral palsy，CP）简称脑瘫，是指由于各种原因造成发育期胎儿或婴儿非进行性的脑损伤。临床以运动发育和姿势异常为主要特征，常有感觉、行为异常。

检查

体格检查：体温36.3 ℃，呼吸频率28次/分，脉搏106次/分，血压90/60 mmHg，头围45 cm，体重8.5 kg，身长75 cm，神志清，烦躁，语言理解及表达可，但发音含糊不清。心肺未见异常。全身可见不自主动作，安静时不明显，阵发时加重，紧张及主动运动时明显，面部及上肢尤为突出；进食困难，口部动作不协调，安静时四肢肌张力偏低。腹壁反射对称。四肢深反射亢进，双侧踝阵挛未引出，巴宾斯基征阳性。

> 头颅 MRI 显示双侧额颞区蛛网膜下腔稍增宽,双侧苍白球对称性 T2 高信号,余脑实质未见明显异常。脑电图未见明显异常。

【问题2】按脑瘫运动障碍分型来看,该患儿可能是脑瘫的哪种类型?

关键词:智力正常、发音不清、不自主动作、进食困难

患儿神志清,语言理解及表达可,全身不自主运动,安静时不明显,阵发时加重,进食困难,临床分型为不随意运动型,以手足徐动型为主(图7-1)。

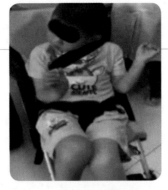

图7-1　手足徐动型脑瘫患儿

【问题3】患儿入院后,主要的护理问题及护理措施有哪些?

关键词:康复治疗、进食训练、心理护理

(1)生活护理。护理人员要综合评估患儿病情进展,有效干预患儿的日常生活,做好生活护理工作。根据患儿的体质、发育情况等制订科学饮食计划,进行科学的喂养,保证患儿正常发育。坚持少食多餐原则、适当添加辅食、满足营养供给。

(2)康复运动训练。根据康复师的治疗计划,开始对患儿进行规范化的康复治疗,及时观察康复治疗效果。

(3)进食训练。喂食时,切勿在患儿牙齿紧咬情况下将匙强行抽出,以防损伤牙齿,应保持患儿头处于中线位,避免头后仰进食导致异物吸入。要让患儿学习进食动作,尽早学会自主进食。

(4)心理护理。与患儿建立良好的护患关系,由专人进行护理,指导家长多与患儿交流、沟通。

【问题4】针对该患儿的健康教育要点有哪些?

关键词：康复治疗的延续

（1）对患儿家属进行脑瘫相关知识的健康宣教，告知家属，康复治疗是脑瘫治疗中的重要组成部分，长期坚持康复治疗是帮助脑瘫患儿康复的最有效途径，是恢复脑瘫儿各种功能必不可少的手段；多鼓励患儿进行康复锻炼，家属可以用声、光、色来吸引患儿的注意力，引导患儿做康复锻炼。

（2）教会家属照顾患儿的方法，防跌倒、防坠床，以免外伤原因影响患儿康复锻炼的进程。

（3）对患儿及家属抱以关怀的态度，加强护患沟通。

（编者：段孟岐、梁秋菊、陈湘威）

第五节　惊　厥

临床病例

现病史

患儿，女，2岁1月，因"发热1天，抽搐2次"急诊就诊。患儿1天前无明显诱因出现发热，最高体温39.3℃，无寒战、咳嗽、咳痰、鼻塞、呕吐、腹泻等不适，予美林口服后体温可降至正常，约5小时后复热，家属至外院就诊，给予"头孢克肟颗粒、奥司他韦颗粒"等对症支持治疗，患儿未见明显好转。2小时前患儿出现抽搐，双眼上翻，双目凝视，口唇发绀，口吐白沫，四肢强直，呼之不应，约持续5分钟后好转，遂前往我院就诊，就诊时再次出现抽搐，症状同前。

患儿系G1P1，足月，因"羊水减少"剖宫产娩出，出生体重3 kg，出生时无外伤及窒息史，5个半月时添加辅食。3个月会抬头，6个月会坐，7个月会翻身，8个月会爬。按时接种疫苗，无不良反应。

父母体健，非近亲结婚。有一堂妹有癫痫病史，具体不详。

【问题1】患儿目前是惊厥发作吗？

关键词：高热、抽搐

患儿有发热病史，最高体温达 39.3 ℃，抽搐时双眼上翻，双目凝视，口唇发绀，口吐白沫，四肢强直，意识丧失，考虑惊厥发作。

> **知识链接**
>
> 惊厥（convulsion）是儿科常见的急症，是多种原因所致大脑神经元功能紊乱，脑细胞突然异常放电所致的全身或局部肌肉不自主收缩，常伴有意识障碍。
>
> 热性惊厥（fever convulsion，FC）又称高热惊厥，是婴幼儿时期最常见的惊厥原因，多在发热初起或体温快速上升期出现。可分为单纯性热性惊厥及复杂性热性惊厥。

【问题2】针对患儿目前的情况，应首要处理的护理问题是什么？

关键词：惊厥发作的护理、维持生命体征、控制惊厥发作

患儿就诊时再次出现惊厥发作，由于惊厥的反复发作或持续状态可危及患儿生命或可使患儿遗留严重的后遗症，影响小儿的智力发育和健康，须紧急处理。

（1）预防受伤，就地抢救。提供安全舒适的空间，注意观察生命体征、意识、行为、瞳孔、面色、惊厥发作类型及持续时间。

（2）体位及气道管理。惊厥发作时将患儿平卧，头偏向一侧，维持呼吸道顺畅，避免误吸及窒息，必要时给氧。

（3）立即控制惊厥。如惊厥持续 5 分钟以上，须建立静脉通路，及时给予药物止惊治疗。掌握地西泮、米达唑仑、苯巴比妥等常用止惊药物的用法、用量及不良反应观察。

> **检查**
>
> 体格检查：体温 39.3 ℃，心率 151 次/分，呼吸频率 37 次/分，血压 98/68 mmHg。发育正常，营养良好。神志清醒，精神萎靡，全身皮肤黏膜颜色正常，皮肤温暖。全身浅表淋巴结未触及。伸舌居中，咽充血（++），扁桃体 I 度肿大，无化脓、无压痛，腮腺导管口无分泌物。双肺呼吸音对称，双肺呼吸音粗，双下肺可闻及少许痰音，未

闻及干湿性啰音，三四征阴性。心律齐，心音强度正常。全腹平软，肝脾肋下未触及。颈软，巴宾斯基征阴性，克尼格征阴性。

血常规：白细胞 13.61×10^9/L，中性粒细胞百分率78.40%，C反应蛋白 0.400 mg/L。

肝功能、生化检查未见异常。

诊断

（1）惊厥，发热性惊厥；

（2）急性上呼吸道感染。

【问题3】此时针对患儿的主要护理问题及护理措施是什么？

关键词：高热、感染

患儿入院后，在惊厥发作间歇期，须严密观察病情，围绕原发病进行针对性治疗。

（1）严密观察病情，监测患儿生命体征变化，建立静脉通道维持液体量。观察记录患儿神志、瞳孔、面色、肌张力等。反复抽搐患儿如出现头痛、呕吐、瞳孔忽大忽小等应考虑脑水肿可能，遵医嘱给予脱水剂，降低颅内压。

（2）根据原发病采取相应措施。对高热患儿进行物理降温及药物降温，30分钟复测体温；对感染患儿遵医嘱使用抗生素，维持内环境稳态。

（3）避免诱发因素，采取保护性措施。

家属忧虑

患儿母亲因患儿惊厥发作，担心孩子日后智力发育受影响，及需要长期药物治疗，哭泣不止。

【问题4】针对该患儿的健康教育要点有哪些？

关键词：惊厥、预后

（1）疾病知识教育。结合患者临床诊断，告知患儿家属此次惊厥发作的原因，帮助家属正确认识疾病及预后。本病以单纯型热性惊厥最多见，预后良好。40%的患儿在以后的发热性疾病中可有再次发作，但大多于3岁后发作减少。避免患儿在婴幼儿时期患急性发热性疾病，对于降低高热惊厥的复发率有重要意义。

（2）惊厥发作后患儿可能昏睡，应继续采取保护性措施，及时清理分泌物，选择合适体位。如患儿出现大小便失禁等，应及时更换床单、衣物。

（3）日常饮食及起居教育。保持室内安静，养成良好生活习惯，保证充足睡眠，避免过度劳累。适当地进行体育活动，增强机体抗病能力。预防上呼吸道感染疾病。饮食方面应加强患儿的营养。

出院

患儿一般情况可，无发热，偶有轻咳，无气促、喘息，无腹胀、腹痛、腹泻，无尿少、浮肿，精神、胃纳可，大小便正常。

查体：神清，精神反应可，全身皮肤黏膜红润，无苍白、发绀，浅表淋巴结无肿大。咽无充血。呼吸平顺，双肺呼吸音清，未闻及干湿啰音。心腹查体无异常。病理征未引出。

予带药出院。

【问题5】对该患儿出院指导的要点有哪些？

（1）若患儿再次出现发热抽搐、频繁抽搐或出现惊厥持续状态等，需及时就近就医治疗。

（2）惊厥发作的急救处理。立即使患儿平卧，松解衣领，头偏向一侧，及时清除口鼻腔分泌物，保持呼吸道通畅，预防误吸及窒息。切忌在患儿惊厥发作时按压患儿肢体。若患儿高热，可使用退烧药后立即送至医院救治。

（3）注意休息，预防感染。房屋通风，如家中有呼吸道感染患者，注意隔离。

（4）药物指导。

知识链接

如何区分典型热性惊厥与非典型热性惊厥呢？详见表7-4。

表7-4 典型热性惊厥与非典型热性惊厥的鉴别

项目	典型热性惊厥	非典型热性惊厥
首次发病年龄	首次发作6个月～3岁，末次复发年龄不超过6～7岁	小于6个月或大于5岁

续表7-4

项目	典型热性惊厥	非典型热性惊厥
发热程度	38.5 ℃以上	低于38.5 ℃
发生时间	骤热时	任何发热时
发作次数	1~2次	大于3次
惊厥类型	全身对称性抽搐	不对称，局限性
异常神经系统体征	无	可有
意识状态	有丧失，但发作后很快清醒	有丧失，清醒慢
发作后情况及预后	可再发，智力发育正常，但无后遗症发生	多再发，智力发育不良，易转为癫痫
惊厥家族史	可有热性惊厥家族史	可有癫痫家族史
脑电图	热退2周后脑电图正常	热退2周后脑电图仍异常

　　惊厥性癫痫持续状态（convulsive status epilepticus，CSE）是威胁患儿生命的神经系统急症。既往中国一直沿用惊厥持续30分钟以上，或两次发作之间意识不清达30分钟以上作为CSE定义的时间标准。但目前研究表明，惊厥发作持续5分钟以上，若未及时止痉治疗亦可能导致脑缺氧、水肿。近年来国际上越来越倾向于将CSE持续时间的定义缩短至5分钟，以强调早期处理的重要性。

【思考题】

如该名患儿入院后惊厥发作5分钟仍未停止，护理措施有哪些？

（编者：段孟岐、梁秋菊）

第八章 内分泌系统疾病患儿的护理

第一节 先天性甲状腺功能减退症

临床病例

现病史

患儿，男，3月，因"喂养困难2月余，咳嗽伴咳痰1月余，加重1天"入院。患儿出生后因"新生儿黄疸"住院治疗，好转后出院。出院后喂养困难，哭声低、声音嘶哑，1月前因"支气管肺炎"在我科住院治疗，好转后出院。出院后仍伴有咳嗽，1天前咳嗽加重。患儿咳嗽剧烈时或饮奶后偶伴发绀，拍背后可好转。近两日胃纳不佳，精神睡眠稍差，体重无明显增减。

患儿系G1P1，试管婴儿，因"胎儿宫内窘迫"剖宫产娩出，出生体重3.3 kg，出生时无产伤及窒息史，母乳喂养，未添加辅食。按时接种疫苗，无不良反应。

父母体健，非近亲结婚。否认遗传病家族史。

【问题1】患儿目前最可能得到什么诊断？

关键词：喂养困难、咳嗽咳痰

患儿目前喂养困难，哭声低、声音嘶哑，胃纳差，精神差，咳嗽咳痰，咳嗽剧烈时或饮奶后伴发绀，考虑甲状腺功能减退症、支气管肺炎。

知识链接

先天性甲状腺功能减退症（congenital hypothyroidism）是因先天性或者遗传因素引起甲状腺发育障碍、激素合成障碍、分泌减少，导致患儿生长障碍、智能落后，此病又称为呆小病或克汀病，是儿童最常见的内分泌疾病。

【问题2】针对患儿的情况，目前需首要处理的护理问题是什么？

关键词：咳嗽、发绀、喂养困难

患儿咳嗽剧烈时或饮奶后偶伴发绀，拍背后可好转。需保持呼吸道通畅，喂养时观察患儿呼吸情况，防止发绀引起大脑缺氧，影响小儿智力发育和健康。

（1）预防窒息，发绀时及时处理。予心电监护，观察患儿生命体征、意识、面色变化，及时发现患儿发绀情况。

（2）体位及气道管理。给予吸氧，加强拍背，促进痰液排出。将患儿侧卧或平卧，头偏向一侧，维持呼吸道顺畅，避免误吸及窒息。

（3）合理喂养，注意安全。指导患儿家属喂养时选择合适大小的奶嘴，注意观察患儿面色，小量多次喂养。每次喂养后抬高头部，拍背排气后才可将患儿平放。将患儿平放时，注意抬高床头。

体格检查

入院后，进行体格检查：体温36.5 ℃，心率160次/分，呼吸频率40次/分，体重6 kg。发育正常，营养良好。神志清醒，精神好，全身皮肤黏膜颜色正常，无黄染。全身浅表淋巴结未触及。头颅大小正常，无畸形。前囟平坦，约1.5 cm×1.5 cm。伸舌居中，咽充血（＋），扁桃体Ⅰ度肿大，腮腺导管口无分泌物。双肺呼吸音对称，双肺呼吸音粗，未闻及干湿性啰音，三凹征阴性。心律齐，心音强度正常。全腹平软，肝脾肋下未触及。颈软，巴宾斯基征阴性，克尼格征阴性。

血常规：白细胞$6.35×10^9$/L，淋巴细胞百分率57.3%，中性粒细胞百分率29.3%，血清降钙素原0.081 ng/mL。甲功三项：游离三碘甲状腺原氨酸（FT3）4.32 pmol/L，游离甲状腺素（FT4）6.52 pmol/L，促甲状腺素（TSH）8.1253 μIU/mL。

诊断

（1）支气管肺炎；

（2）先天性甲状腺功能减退症。

【问题3】此时针对患儿的主要护理问题及护理措施是什么？

关键词：营养失调、体温过低、生长发育迟缓

患儿入院后，感染逐渐得到控制，但仍存在喂养困难，目前应围绕原发

病进行针对性治疗。

（1）严密观察病情，监测患儿生命体征变化。观察记录患儿神志、瞳孔、面色等。

（2）根据原发病采取相应措施，指导患儿家属使用甲状腺制剂。加强皮肤护理，适时增减衣服，避免受凉。

（3）指导家属合理喂养，加强行为锻炼。患儿吸吮困难，吞咽缓慢，喂养时要耐心细致，提供充足进餐时间。可通过非营养性吸吮、抚触、行为训练等促进生长发育。

> **家属忧虑**
>
> 患儿母亲因患儿难以喂养、生长缓慢而感到沮丧。

【问题4】针对该患儿的健康教育要点有哪些？

关键词：合理用药、喂养、锻炼

（1）疾病知识教育。向患儿家属讲解此病的病因及发病机制，帮助家属正确认识疾病，使其了解早期治疗的重要性，及终生用药的必要性，避免神经系统损害。

（2）指导家属坚持给患儿长期服药治疗，并掌握药物服用方法及观察疗效。密切观察和记录患儿的生长曲线、智商、骨龄及甲状腺水平，随时调整药物剂量。

（3）日常饮食及训练教育。注意保持室内温度适宜，掌握科学喂养方法，养成良好生活习惯，培养患儿定时排便的习惯，保持其大便通畅。对患儿加强智力、行为训练，加强日常生活护理，防止意外伤害。

> **出院**
>
> 患儿一般情况可，无发热，偶有轻咳，无气促、喘息，无腹胀、腹痛、腹泻，无尿少、浮肿，精神、胃纳可，大小便正常。
>
> 查体：神清，精神反应可，全身皮肤黏膜红润，无苍白、发绀，浅表淋巴结无肿大。咽无充血。呼吸平顺，双肺呼吸音清，未闻及干湿啰音。心腹查体无异常。病理征未引出。
>
> 予带药出院。

【问题5】对该患儿出院指导的要点有哪些？

（1）进行用药指导，强调坚持服药，注意随访。开始时2周随访1次，血清TSH和T4正常后，每3个月随访1次，服药1～2年后，每6个月随访1次。

（2）注意观察患儿的生长曲线等情况，以及患儿有无烦躁、多汗、消瘦、腹痛和腹泻症状。如有上述情况，应及时返院随访。

（3）注意喂养方法，加强皮肤护理，注意适时增减衣物。

【思考题】

如该名患儿吸吮无力、吞咽缓慢，护理措施有哪些？

（编者：邵梦烨、景晨）

第二节　儿童糖尿病

临床病例

现病史

患儿，女，1岁，因"多饮、多食、多尿1周"就诊。患儿1周前无明显诱因出现多饮、多食、多尿，一天饮水约750 mL，喝奶约450 mL，尿量约1000 mL，伴烦躁，无发热、咳嗽，无呕吐、腹泻，无消瘦、多汗。急诊末梢血糖30.8 mmol/L，收入院。

患儿系G1P1，足月顺产，出生体重2.9 kg，出生时无窒息、产伤史，混合喂养，母乳为主，6个月添加辅食，3个月会抬头，6个月会坐，7个月会翻身，8个月会爬，1岁会走。体重、身高增长落后于同龄人。按计划预防接种，无不良反应。

父母非近亲结婚。父亲体健，母亲患有"地中海贫血"。爷爷56岁时诊断"糖尿病"。

【问题1】目前对患儿的初步诊断是什么？

关键词：多饮、多食、多尿、血糖高

患儿有多饮、多食、多尿症状，末梢血糖30.8 mmol/L，爷爷有糖尿病病史，考虑糖尿病。

糖尿病（diabetes mellitus, DM）是由于胰岛素绝对或相对缺乏引起的糖、脂肪、蛋白质代谢紊乱，致使血糖增高、尿糖增加的一种病症，主要包括 1 型糖尿病和 2 型糖尿病（表 8-1）。

表8-1　1型糖尿病与2型糖尿病

项目	1 型糖尿病	2 型糖尿病
类型	胰岛素依赖型（IDDM）	非胰岛素依赖型（NIDDM）
发病年龄	98%为儿童	儿童发病少
起病因素	多由病毒感染后引起	肥胖
发病特点	起病突然	起病隐匿
治疗	胰岛素	饮食、运动、药物

【问题 2】针对患儿的情况，目前需首要处理的护理问题是什么？

关键词：胰岛素、酮症酸中毒

患儿就诊时烦躁，末梢血糖＞11.1 mmol/L，需胰岛素纠正糖和脂肪代谢紊乱，防止糖尿病酮症酸中毒引起不同程度意识障碍甚至昏迷，危及患儿生命。

（1）完善血常规、生化全套、血气分析、糖化血红蛋白、空腹胰岛素、C 肽等检查。

（2）予心电监护，监测患儿生命体征，观察患儿有无深长呼吸，呼气中有无酮味（烂水果味），有无口唇干裂、皮肤干燥，精神状态是否发生改变，有无烦躁、嗜睡、不同程度意识障碍甚至昏迷。

（3）根据医嘱纠正水和电解质紊乱，小剂量胰岛素持续静脉输入。

检查

体格检查：体温 36.5℃，心率 104 次 / 分，呼吸频率 20 次 / 分，体重 8.6 kg。发育正常，营养中等。神志清醒，精神烦躁，全身皮肤黏膜颜色正常，皮肤温暖。无脱水、多汗，全身浅表淋巴结未触及。

前囟平坦，大小约 1 cm×1 cm，眼眶无凹陷，伸舌居中，咽无充血，扁桃体无肿大，无化脓、无压痛，腮腺导管口无分泌物。双肺呼吸对称，呼吸音清。心律齐，心音强度正常。全腹平软，肝脾肋下未触及。颈软，巴宾斯基征阴性，克尼格征阴性。

糖化血红蛋白 12.000%、C 肽 0.060 nmol/L、胰岛素 0.670 mU/L。

生化结果：糖 29.96 mmol/L、钠 130 mmol/L、碳酸氢根（HCO_3^-）18.8 mmol/L。

血气分析示：pH 7.413，PCO_2 31.5 mmHg，HCO_3^- 20.1 mmol/L、BE−3.6 mmol/L。

血常规、C 反应蛋白、血清渗透压未见异常。

诊断

糖尿病不伴有并发症。

【问题 3】此时针对患儿的主要护理问题及护理措施有哪些？

关键词：血糖高、胰岛素

患儿入院后，血糖高，须严密观察病情，消除临床症状，预防糖尿病酮症酸中毒的发生。

（1）严密观察病情，心电监护监测患儿生命体征变化，观察记录患儿神志、精神等。

（2）建立静脉通道，根据医嘱予液体输入扩充血容量，改善微循环，小剂量胰岛素（每小时 0.1 U/kg）持续静脉输入。每小时监测血糖一次，防止血糖下降过快、血清渗透压下降过快引起脑水肿。

（3）控制饮食，适当运动。

家属忧虑

患儿母亲担心日后难以控制血糖，使患儿发生严重的并发症。

【问题 4】针对该患儿的健康教育要点有哪些？

关键词：饮食控制、胰岛素使用、运动

（1）疾病知识教育。结合患儿情况，向患儿家属讲解疾病原因及发展，帮助家属正确认识疾病及预后。约 75% 的患儿经治疗后进入缓解期，应定期监测血糖、尿糖水平。预后取决于血糖控制良好与否。血糖水平长期高于治疗的理想范围者易发生各种慢性并发症。

（2）胰岛素的使用。为患儿选择合适的注射方式，并教会家属使用和观察，教家属使用血糖测量仪检测末梢血糖，指导家属独立监测血糖和尿糖，观察有无低血糖等发生。

（3）合理饮食，适当锻炼。指导家属根据患儿年龄、生长发育和日常活动需要安排饮食，多让患儿进食富含蛋白质和纤维素的食物，进食应定时、定量。让患儿在每日进餐1小时后适当运动，运动后有低血糖症状时可加餐。

出院

患儿一般情况可，无多饮、多尿、多食，无烦躁、抽搐。胃纳、睡眠可，大小便正常。血糖控制可。

查体：神清，精神反应可，全身皮肤黏膜无黄染，浅表淋巴结无肿大。咽无充血。呼吸平顺，双肺呼吸音清，未闻及干湿啰音。心腹查体无异常。病理征未引出。

予带药出院。

【问题5】对该患儿出院指导的要点是什么？

（1）向患儿家属普及预防酮症酸中毒的知识及酮症酸中毒的临床症状，当发现患儿出现酮症酸中毒症状时应及时就医。告诉患儿及其家属出现低血糖时的症状及自救的方法。

（2）糖尿病需要长期治疗，绝大部分在家中治疗，家属及患儿需掌握如何测微量血糖及尿糖、如何抽取胰岛素、如何正确注射胰岛素。

（3）注意休息，合理运动，指导家属对患儿进行饮食治疗，建立家庭记录，及时帮助他们解决问题。

（4）胰岛素使用指导。

知识链接

糖尿病酮症酸中毒

糖尿病酮症酸中毒（diabetic ketoacidosis，DKA）是糖尿病急性并发症，若不及时救治，将危及患者生命。患者常先有口渴、多尿，伴恶心、呕吐，有时以腹痛为复发症状。严重者精神状态发生改变，如烦躁、嗜睡、不同程度的意识障碍甚至昏迷。患者常呈现慢而深的呼吸模式，呼出的气体有酮味（烂水果味）。

【思考题】

若该名患儿出现糖尿病酮症酸中毒，护理措施有哪些？

（编者：邵梦烨、景晨）

第九章　免疫性疾病患儿的护理

第一节　风湿热

临床病例

现病史

　　患儿，女，8岁1月，因"发热3周，游走性关节肿痛2周"就诊。患儿于1月前患化脓性扁桃体炎，3周前因受凉后出现发热，体温波动在38～40℃之间，无一定热型，持续至今未完全退热，伴有游走性多关节疼痛，及红、肿、热症状，以膝、肘、踝关节为甚，躯干及四肢近端有红斑出现，偶有全身肌肉不自主快速运动等症状。无咳嗽、咯血，无胸痛、胸闷，无尿急、尿频及肾区疼痛，无智力减退等症状。拟"风湿热"收入院。现患儿精神较差，饮食少，睡眠欠佳，大便正常。

　　患儿系G1P1，足月顺产，出生时无外伤及窒息史。6个月时添加辅食，3个月会抬头，6个月会坐，7个月会爬，8个月会翻身，按时接种疫苗，无不良反应。生长发育正常。

　　父母均体健，非近亲结婚，无家族遗传史。

【问题1】该患儿哪些临床表现提示风湿热？

关键词：发热、关节肿痛、红斑

　　患儿系学龄期儿童，急性起病，曾患化脓性扁桃体炎，且有发热病史，体温波动在38～40℃之间，伴有游走性关节肿痛，躯干及四肢近端出现红斑，全身肌肉偶有不自主快速运动，这些临床症状都提示患儿所患为风湿热。

知识链接

　　风湿热（rheumatic fever）是继发于A族β溶血性链球菌性咽峡

炎的迟发免疫性炎症反应。发病年龄以 5 ～ 15 岁多见，病变主要累及心脏和关节，脑、皮肤、浆膜、血管等均可受累，以心脏损害最为严重且多见。

风湿热与风湿性心脏病的关系：风湿热是导致风湿性心脏病的直接原因。如果风湿热反复发作侵犯到心脏，引起心脏瓣膜永久性瘢痕，从而出现瓣膜狭窄或关闭不全，称为风湿性心脏瓣膜病，简称"风心病"。因此，要预防"风心病"，必须要控制风湿热的反复。

【问题 2】入院时需要对患儿及家属完善哪些方面的护理评估？

关键词：健康史、身体状况、心理 – 社会状况

与患儿家长进行有效的沟通，使医护人员获得准确的病史资料。正确评估患儿及家庭的个性化需求，以满足患儿生理、心理、社会等方面的需要，使患儿得到更好的治疗，促进早日康复。

（1）健康史。询问患儿体温变化趋势，既往有无心脏病或关节炎病史，食物或药物过敏史，居住地气候、家庭环境如何，家庭成员中有无类似的疾病。

（2）身体状况。测量生命体征，注意心率加速与体温升高是否成比例，检查关节疼痛的部位、性质和程度，有无活动受限，皮疹的范围和皮肤完整性，尤需注意躯干和关节伸侧，同时了解实验室检查结果。

（3）心理 – 社会状况。因风湿热常反复发作，产生心脏损害，易导致慢性风湿性心脏病，应评估家长有无焦虑，以及对该病的预后、护理方法、药物的副作用、复发的预防等知识的认知程度。了解患儿对疾病和住院的心理反应，了解既往有无住院经历和家庭经济情况。

检查

入院查体：体温 39 ℃，血压 96/68 mmHg，脉搏 100 次 / 分，呼吸频率 20 次 / 分，体重 25 kg。患儿呈急性病容，步行入院，查体合作。颌下淋巴结稍肿大，肘、膝、腕、踝等关节伸侧可扪及 0.1 ～ 1.0 cm 大小的结节，躯干及四肢近端屈侧可见大小不等、中心苍白、边界清楚的环形淡色红斑。头形正常，唇红，咽充血，颈软。胸廓对称，听诊双肺呼吸音粗，未闻及明显病理性杂音。心界扩大，心率

100次/分，可闻及奔马律，心音低钝，心脏各听诊区可闻及不同杂音。腹平软，肝脾未扪及，双肾区无叩痛，无移动性浊音，肠鸣音正常。四肢大关节稍红肿、皮温稍高，脊柱未见畸形，神经系统检查无异常。

　　辅助检查：白细胞（WBC）$12×10^9$/L，抗溶血性链球菌素O（ASO）800 U，血沉29 mm/h，CRP（＋），心电图P-R间期延长。

诊断

　　（1）风湿热；

　　（2）化脓性扁桃体炎。

【问题3】针对该患儿的情况，目前的主要护理问题及护理措施有哪些？

关键词：心脏受损、体温过高、疼痛

　　患儿住院后，医护人员须严密观察病情，根据病情进行针对性治疗。

1. 心输出量减少，与心脏受损有关

　　（1）限制活动，嘱卧床休息至急性症状消失，血沉接近正常时逐渐下床活动。

　　（2）监测面色、呼吸、心率及心律的变化，如有烦躁不安、面色苍白、多汗、气急等心力衰竭的表现，应及时处理。

　　（3）保持大便通畅，予易消化、富有蛋白质、糖类及维生素C的饮食，少食多餐，记录出入量。

　　（4）遵医嘱进行抗风湿治疗，同时配合吸氧、利尿、维持水和电解质平衡等治疗。

2. 疼痛，与关节受累有关

　　（1）关节疼痛时，让患儿保持舒适的体位，避免患肢受压，移动肢体时动作要轻柔。

　　（2）注意患肢保暖，避免寒冷潮湿，可用热水袋热敷局部关节止痛。

3. 体温过高，与感染有关

　　（1）密切观察体温变化。体温不超过38.5 ℃时主要以物理降温为主，家长可用温热（40 ℃左右）毛巾擦拭患儿双侧颈部、腋窝、大腿根部；体温超过38.5 ℃时可遵医嘱使用药物退热，若患儿精神较好，在严密观察下可暂不处理。

（2）保持室内安静，温度适中，通风良好。给患儿穿着舒适柔软衣物，及时更换浸湿的衣服。

> **家属忧虑**
>
> 患儿母亲因患儿住院、活动限制，担心孩子日后上学受影响，整日唉声叹气。

【问题4】针对该患儿的健康教育的要点有哪些?

关键词：风湿热原发病预后

（1）合理安排患儿的日常活动，避免剧烈运动，防止受凉。讲解疾病的有关知识和护理要点，使家属学会观察病情、预防感染和防止疾病复发的各种措施。

（2）增强体质，预防上呼吸道感染，避免寒冷潮湿。提醒家长在疾病流行季节尽量减少带患儿去公共场所。发生链球菌感染时，应及时彻底治疗。

（3）关心爱护患儿，耐心向患儿解释各项检查、治疗的意义，取得其配合，增强患儿和家属战胜疾病的信心。

> **出院**
>
> 患儿一般情况可，无发热，无咳嗽，无胸痛、胸闷，无不自主运动，关节疼痛减轻，精神、胃纳可，大小便正常。
>
> 查体：神清，精神反应可，全身皮肤黏膜红润，无苍白、发绀，浅表淋巴结无肿大。咽无充血。呼吸平顺，双肺呼吸音清，心脏各听诊区未闻及杂音，躯干及四肢近端红斑较前消退。
>
> 予带药出院。

【问题5】对该患儿出院指导的要点有哪些?

（1）避免接触有上呼吸道感染或链球菌感染的患者，定期到医院门诊复诊。

（2）注意防寒保暖，避免感冒，尽可能改善潮湿、寒冷的居住环境，保持室内空气流通、温暖、阳光充足，以免诱发风湿热。

（3）遵医嘱按时服药，药物宜在饭后服用。苄星青霉素是预防风湿热的有效药物，急性风湿热患儿痊愈后仍需按医嘱预防用药，每月120万单位肌内注射能降低风湿热的复发率，患儿可以坚持应用到成年。

知识链接

风湿热的鉴别诊断

1. 类风湿关节炎

关节炎呈持续性，伴晨僵，类风湿因子效价升高，骨及关节损害明显。

2. 系统性红斑狼疮

有特殊的皮疹，如蝶形红斑，高效价的抗核抗体、抗 ds-DNA 及抗 Sm 抗体阳性，可有肾及血液系统的损害。

3. 强直性脊柱炎

有明显骶髂关节炎和肌腱端炎表现，HLA-B27 阳性，有家族发病倾向。

4. 结核感染过敏性关节炎（Poncet病）

有结核感染史，结核菌素皮试阳性，非甾体抗炎药疗效不佳，抗结核治疗有效。

5. 亚急性感染性心内膜炎

有进行性贫血、瘀斑，脾肿大、栓塞，血培养阳性。

6. 病毒性心肌炎

有鼻塞、流涕、流泪等病毒感染前驱症状，病毒中和试验、抗体效价明显增高，有明显及顽固的心律失常。

（编者：麦海珍、付雪）

第二节　过敏性紫癜

临床病例

现病史

患儿，男，11岁。主诉"发热1周，双下肢皮疹5天，腹痛、呕吐1天"。患儿于1周前无明显诱因出现发热，体温波动在38～38.5℃

之间，未出现寒战、抽搐，无呕吐、头痛等，5天前出现皮疹伴有瘙痒，可以忍受，无疼痛等，以双下肢和臀部为主。曾于外院静脉应用头孢唑肟钠、清开灵、克林霉素等药物4天，并予盐酸西替利嗪滴剂口服、炉甘石外用，患儿未见明显好转。昨日夜间发现皮疹增多，偶诉腹痛，伴恶心、呕吐，且食欲减退，无咳嗽、咳痰，无腹泻、黑便，无尿频、尿急、尿痛，无肉眼血尿、关节疼痛等。为求进一步治疗，遂来我院就诊，问诊时患儿腹痛加重，呕吐一次，多为胃内容物。

否认肝炎、结核等传染病史，否认手术、外伤史及输血史。青霉素皮试（+）。否认其他药物、食物过敏史，无家族遗传史。常规预防接种。

【问题1】根据患儿的症状，目前最有可能的诊断是什么？

关键词：发热、皮疹、腹痛、关节疼痛

根据症状，患儿有发热病史，最高体温38.5 ℃，四肢和臀部出现皮疹伴瘙痒（图9-1），且有关节疼痛，偶诉腹痛，考虑为过敏性紫癜。

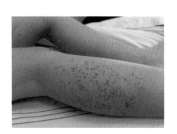

图9-1　过敏性紫癜皮疹

知识链接

过敏性紫癜（anaphylactoid purpura）又称亨–舒综合征（Henoch-Schonlein syndrome），是以全身小血管炎为主要病变的血管炎综合征。临床表现为非血小板减少性皮肤紫癜，伴关节肿痛、腹痛、便血和血尿、蛋白尿等。本病主要见于学龄期儿童，男孩多于女孩，四季均有发病，但春秋季多见。

【问题2】针对患儿目前的情况，应首要处理的护理问题是什么？

关键词：呕吐、腹痛、护理措施

患儿问诊时腹痛加重，再次出现呕吐，若处理不及时易发生误吸，有窒息的危险，须紧急处理。

（1）指导患儿卧床休息，腹痛时禁止腹部热敷，以防肠出血，呕吐时头偏向一侧，及时清理呕吐物，保持呼吸道通畅，避免误吸及窒息，必要时给氧。

（2）观察患儿有无便血，若大便出现黑色或柏油便则提示消化道出血，须禁食禁饮。指导家长记录大便次数、颜色和量，记好出入量。

（3）可用温开水漱口，保持口腔清洁。

检查

体格检查：体温 38.1 ℃，心率 80 次/分，呼吸频率 18 次/分，血压 98/68 mmHg。神志清，双下肢可见散在暗红色斑丘疹，高出皮面，压之不褪色，双侧对称分布，余皮肤未见皮疹及出血点。口唇红，咽充血，双侧扁桃体 I 度肿大，表面未见脓点。颈软无抵抗，双肺呼吸音粗，未闻及干湿啰音。心音有力，心律齐，未闻及杂音。腹平软，脐周围有轻度压痛，无腹肌紧张及反跳痛，肝脾肋下未及，肠鸣音 5～6 次/分，四肢肌张力正常，手足无水肿。

血常规：白细胞（WBC）$18.35×10^9$/L，淋巴细胞（LYMPH）百分比 19.7%，中性粒细胞（NEUT）百分比 71.8%，红细胞（RBC）$4.89×10^{12}$/L，血小板（PLT）$412×10^9$/L，血红蛋白（HGB）134 g/L。lgA、lgM 增高。

诊断

（1）过敏性紫癜；

（2）急性上呼吸道感染。

【问题3】此时针对患儿的主要护理问题及护理措施有哪些？

关键词：皮疹、发热、疼痛

1. 皮肤完整性受损，与血管炎有关

（1）观察皮疹的形态、颜色、数量、分布及是否反复出现，每日详细记录皮疹变化情况。

（2）保持皮肤清洁，防止擦伤和抓伤，如有破溃及时处理，防止出血和感染。

（3）患儿衣着宽松、柔软，保持清洁、干燥，修剪指甲。

（4）避免进食易引起过敏反应的食物，如鱼、虾、蟹、蛋及乳类；避免寒冷刺激、花粉、尘埃等，同时遵医嘱使用脱敏药。

2. 疼痛，与关节肿痛、肠道炎症有关

（1）减少活动，避免创伤，患儿应卧床休息，避免过多行走。

（2）观察患儿关节疼痛及肿胀程度，协助患肢采取不同的功能位。教会患儿通过放松、娱乐等转移注意力，减轻疼痛。

（3）嘱家长尽量在床边守护，并做好日常生活护理。

（4）按医嘱使用肾上腺皮质激素，缓解关节疼痛和解除痉挛性腹痛。

3. 潜在并发症：消化道出血、紫癜性肾炎

（1）观察腹痛情况，同时注意腹部体征及有无便血等。有消化道出血时应卧床休息，限制饮食，给予无渣流食，出血量多时按医嘱输血并禁食，经静脉补充营养。

（2）观察尿色、尿量，定时做尿常规检查，若有血尿和蛋白尿，提示紫癜性肾炎，按肾炎护理。

| 可疑病因 |

　　仔细询问得知，患儿 2 周前参加学校组织的秋游，期间接触过花和各种动物，经检查发现该患儿对花粉和蛋类过敏。

【问题 4】针对该患儿的健康教育要点有哪些？

关键词：过敏性紫癜、日常护理

（1）饮食。告知患儿及家长，此病和食用蛋类等致敏食物有关，饮食应清淡、少渣、易消化。严格禁止食用蛋类，避免食用海鲜类等易致敏食物。多食新鲜蔬菜、水果，特别是绿叶蔬菜、柑橘、鲜枣、猕猴桃等含维生素 C 丰富的食物，对维持血管正常功能有重要作用。避免过硬及刺激性食物，以保护胃肠道黏膜。注意饮食卫生，饭前便后洗手，预防肠道感染。

（2）活动。该患儿对花粉过敏，是发生本次疾病的重要因素，所以禁止患儿接触鲜花。避免去人群集中的公共场所，防止受凉。

（3）皮肤护理。保持皮肤干燥、清洁，防抓伤、擦伤，用温水清洗皮疹部位皮肤，忌用碱性肥皂。衣着宜宽松柔软，选用棉质布料，避免穿化纤类衣服，新买的衣服鞋袜一律清洗后再穿，减少对皮肤的刺激。

> **出院**
>
> 　　患儿一般情况可，无发热，无咽痛、气促、喘息，无腹胀、腹痛、腹泻，无便血、尿少，精神、胃纳可，大小便正常。
>
> 　　查体：神清，精神反应可，扁桃体无肿大，咽部无充血。呼吸平顺，双肺呼吸音清，未闻及杂音。腹部平软，脐周无压痛，无肌紧张及反跳痛，肠鸣音 3～4 次 / 分，四肢肌力正常，双下肢及臀部皮疹明显较前好转，无瘙痒。
>
> 　　予带药出院。

【问题 5】 对该患儿出院指导的要点有哪些？

（1）指导患儿和家长学会观察病情，合理调配饮食，出院后脱敏饮食 1～2 周，添加动物蛋白要以逐样少量为原则，切勿过急，以免引起复发。

（2）提醒患儿注意适当休息，劳逸结合，安排有意义的活动，增加生活乐趣，树立战胜疾病的信心。

（3）本病以春秋季好发，向患儿及其家长强调预防感染的重要性。保持室内清洁，房屋通风，避免去人群密集的地方。注意保暖，随季节变化及时增减衣服，防止因上呼吸道感染诱发。如家中有呼吸道感染患者，注意隔离。

（4）提醒患儿按照医嘱定时服药。服用激素类药物时，应遵医嘱慢慢减量，不能过快或突然停药。如有其他不适，及时到医院复查。

知识链接

过敏性紫癜的五大类型

1. 单纯型

单纯型是最常见类型。主要表现为皮肤紫癜。紫癜大小不一，可融合成片，形成瘀斑。紫癜主要局限于四肢，尤其是下肢及臀部，躯干极少发生，可同时伴有皮肤水肿、荨麻疹，经 7～14 日逐渐消退。

2. 腹型

除皮肤紫癜外，因消化道黏膜及腹膜脏层毛细血管受累，而产生一系列消化道症状及体征（约 2/3 患者发生），如恶心、呕吐、呕血、腹泻及黏液便、便血等。其中腹痛最为常见，常为阵发性绞痛，多位于脐周、下腹或全腹，发作可因腹肌紧张及明显压痛、肠鸣音亢进而误诊为外科急腹症。幼儿可因肠壁水肿、蠕动增强等而致肠套叠。腹部症状、体征多与皮肤紫癜同时出现，偶可发生于紫癜之前。

3. 关节型

除皮肤紫癜外，因关节部位血管受累出现关节肿胀、疼痛、压痛及功能障碍等表现（约 1/2 患者有关节症状），多发生于膝、踝、腕、肘等大关节，关节肿胀一般较轻，呈游走性，反复发作，经数日而愈，不遗留关节畸形。

4. 肾型

此型病情最为严重，除皮肤紫癜外，还可出现血尿、蛋白尿及管型尿。

5. 混合型

除皮肤紫癜外，其他的三型中有两型或两型以上可以同时存在。

【思考题】

过敏性紫癜的患儿皮肤受损有何特征？

（编者：麦海珍、付雪）

第三节 皮肤黏膜淋巴结综合征

临床病例

现病史

患儿，男，3 岁，主诉"发热伴右侧颌下肿物 9 天余"。患儿于入院前 9 天，无明显诱因出现发热，体温 39～40 ℃，呈稽留热或弛张热，伴右侧颌下肿物、眼睛充血，无咳嗽、气喘、腹泻等。口服抗生素治疗 3 天后，右侧颌下肿物较前减轻，仍发热，门诊就诊，拟"川崎病？"收入院。患儿生病以来精神差，饮食少，睡眠欠佳，大小便正常。

患儿系 G1P1，足月顺产，出生体重 2.8 kg，无外伤及窒息史，发育正常。按时接种疫苗，有青霉素过敏史，否认肝炎、结核等传染病史，无家族遗传史。

【问题 1】川崎病的主要临床症状有哪些？

关键词：发热、皮肤黏膜表现、心脏损害

川崎病的临床表现可有发热、皮疹、颈部非脓性淋巴结肿大、眼结膜充血、口唇红伴有干裂出血（图 9-2）、口腔黏膜弥漫充血、杨梅舌、掌跖红斑、手足硬性水肿等。

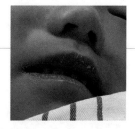

图 9-2　川崎病患儿口唇脱皮

> **知识链接**
>
> 皮肤黏膜淋巴结综合征（mucocutaneous lymph node syndrome, MCLS）又称川崎病（kawasaki disease, KD），是 1967 年由日本川崎富作医师首先报道，并以他的名字命名的疾病。本病是一种以全身血管炎为主要病变的急性发热出疹性小儿疾病。高发年龄为 5 岁以下婴幼儿，男多于女，成人及 3 个月以下小儿少见。本病由于可发生严重心血管并发症而引起人们重视，未经治疗的患儿并发症发生率达 20% ～ 25%。

【问题 2】川崎病的治疗要点和用药注意事项有哪些？

关键词：治疗要点、用药注意

1. 控制炎症

（1）静脉注射丙种人免疫球蛋白（IVIG）。发病 10 天内大剂量静脉滴注丙种人免疫球蛋白，可降低冠状动脉损害和心肌梗死的发生率。开始滴注的前 10 分钟速度应缓慢，一旦出现恶心、呕吐、心慌、胸闷、出汗等症状，应减慢输液速度或暂停输注。如症状加重，出现呼吸急促、发绀、荨麻疹等，应立即暂停输注，通知医生，给予吸氧、保暖、抗过敏治疗。如无不适可以遵医嘱于 8～12 小时静脉缓慢输入。接受 IVIG 治疗的患儿，9 个月内不宜进行麻疹、风疹、腮腺炎等疫苗预防接种。

（2）口服阿司匹林。口服时会直接刺激胃黏膜，引起上腹不适、恶心、呕吐，宜餐后 15 分钟服用。大量或长期服用可能引起胃肠道出血及肝损害，应密切观察大便性状及颜色。

（3）口服阿司匹林肠溶片。餐后服用，减少对胃肠道的刺激，勿把药品磨碎加入食物中服用。

2. 抗血小板凝集

除阿司匹林外，可遵医嘱加用双嘧达莫。

│检查│

体温 40℃，脉搏 140 次 / 分，呼吸频率 27 次 / 分，体重 14 kg，发育正常，营养中等，意识清醒，精神差。全身多处皮肤可见大小不等、边界不清、形状不规则红斑，皮肤黏膜无黄染、皮疹及出血点。右侧颌下可触及一个约 1.5 cm × 3.0 cm 大小的淋巴结，质中等，活动度欠佳，边界清楚，有触痛。头颅正常，五官端正，球结膜略充血，巩膜无黄染，双侧瞳孔等大等圆，对光反射灵敏。耳鼻无异常，口唇皲裂，舌乳头突起，呈草莓状，咽充血，扁桃体Ⅰ度肿大。颈软，气管居中，甲状腺无肿大，胸廓对称，双肺呼吸音清晰，未闻及干湿性啰音。心率 140 次 / 分，律齐，心音有力，各瓣膜听诊区未闻及杂音，腹部平坦，腹壁软，肝、脾肋下未触及，肠鸣音正常。脊柱、四肢无畸形，活动自如，四肢肌张力正常，双手指、足趾硬性水肿、脱皮。神经系统检查无明显异常。

血常规：白细胞（WBC）23.2×10^9/L，血红蛋白（HGB）117 g/L，中性粒细胞（NEUT）百分比 67.3%，淋巴细胞（LYMPH）百分比 23.7%，血小板（PLT）321×10^9/L。彩超：右侧腮腺后叶偏大；右侧颌下淋巴结肿大。ECG（心电图）正常。

│诊断│

川崎病。

【问题3】针对该患儿的主要护理问题及护理措施有哪些?

关键词：高热、皮肤受损、营养失调

1. 体温过高，与病毒感染、免疫反应等因素有关

（1）密切监测体温变化，警惕高热惊厥发生，体温低于38.5℃，无抽搐发生时，可采用温水擦浴、冰枕、额头冷敷等物理降温。体温高于38.5℃或体温不超过38.5℃但是有抽搐时，遵医嘱予药物降温。

（2）及时更换衣被，保持皮肤清洁干燥，注意保暖。

（3）鼓励患儿多饮水，保持水分供给。

2. 皮肤完整性受损，与小血管炎有关

（1）保持皮肤清洁，衣服质地宜柔软、舒适且清洁，减少对皮肤的刺激。

（2）每次便后清洗臀部。

（3）勤剪指甲，防止抓伤、擦伤，用干净的剪刀剪除半脱的痂皮，切忌强行撕脱，防止出血和继发感染。

3. 营养失调，低于机体需要量，与口腔黏膜受损有关

（1）每日用碳酸氢钠进行口腔护理，动作轻柔，观察口腔有无感染等情况。

（2）鼓励患儿多饮水，每日晨起、睡前、餐前、餐后漱口，保持口腔清洁湿润，增加食欲。

（3）指导家长给患儿合理安排饮食，予高热量、高蛋白、高维生素且清淡、易消化的食物，食物应温凉，避免摄入辛辣、刺激、过热、过硬等刺激性食物。

（4）必要时遵医嘱静脉补充营养。

4. 潜在并发症：心脏受损

（1）急性期绝对卧床休息。

（2）治疗和护理应集中进行，尽量减少对患儿的刺激。

（3）观察患儿有无心悸、乏力、胸闷、头晕、出冷汗等。

食欲

患儿自发病起食欲不振，患儿母亲过来护士站就饮食问题进行询问。

【问题4】如何指导患儿饮食摄入？

关键词：饮食、减轻疼痛

（1）病初反复高热、口腔黏膜充血、口唇皲裂均会影响食欲，应指导家长给予高营养、高热量、易消化的流质或半流质饮食，食物宜温凉，少量多餐。

（2）体温稳定后，患儿食欲一般会有所改善，继续予高热量、高蛋白、高维生素、易消化饮食，如牛奶、鸡蛋羹、鲜果汁、肉末汤等，禁食过热、过硬、辛辣、油炸等刺激性食物，多食新鲜蔬菜和水果，每天提供多样化饮食以增进患儿食欲。

（3）口唇皲裂出血时可于进食前后予鱼肝油涂口唇，减轻疼痛的刺激。

出院

经治疗，患儿情况明显好转，无发热，无气促、喘息，无腹胀、腹痛、腹泻，无尿少、浮肿，精神、胃纳可，大小便正常。

查体：神清，精神反应可，右侧颌下淋巴结较前消退，无触痛。头颅正常，五官端正，球结膜无充血，巩膜无黄染，双侧瞳孔等大等圆，对光反射灵敏，耳鼻无异常，口唇红润，舌居中，形状正常，双手指、足趾水肿消退、脱皮减少。

予带药出院。

【问题5】患儿出院后要注意什么？

（1）川崎病可能复发，但是只要做好早期诊断、规范治疗和长期随访，提高孩子的自身免疫力，大部分患儿可以痊愈。

（2）出院后，家属应督促患儿遵医嘱用药，不可擅自停药或增减药量，观察药物副作用。

（3）注意休息，避免劳累，少去公共场所，防止交叉感染。

（4）加强营养，多吃新鲜蔬菜、水果，多饮水，保持大便通畅。

（5）适当进行户外锻炼，增强体质，避免感冒，以免复发。

（6）定期复查，出院后1个月、3个月、6个月及1～2年进行全面检查。

知识链接

川崎病并发冠状动脉瘤的高危因素

男性，年龄＞1岁；热程大于16天或反复发热；白细胞计数＞$30×10^9/L$，血沉＞101 mm/h；血沉和C反应蛋白增加大于30天；血沉和C反应蛋白反复增加；心电图异常，表现为Ⅱ、Ⅲ、aVF导联和（或）心前区导联异常Q波；心肌梗死症状体征。

【思考题】

过敏性紫癜和川崎病如何鉴别诊断？

知识链接

过敏性紫癜和川崎病如何鉴别诊断？详见表9-1。

表9-1 过敏性紫癜与川崎病的鉴别

项目	过敏性紫癜	川崎病
临床表现	典型的皮肤紫癜及相应皮损：①紫癜，常对称分布、分批出现，大小不等、颜色深浅不一；②胃肠道表现；③关节表现	发热、皮疹、颈部非脓性淋巴结肿大、眼结合膜充血、口腔黏膜弥漫充血、杨梅舌、掌趾红斑、手足硬性水肿等
发热	前驱症状：紫癜发生前1～3周有低热、上呼吸道感染及全身不适等症状	发热，临床常以高热（39 ℃以上）为最初表现，热程在5天以上
全身症状	病程中可有腹痛或累及关节或肾脏	少数可产生并发症，特别是心血管并发症：冠状动脉扩张，严重的产生动脉瘤，迁延数年不愈

（编者：麦海珍、付雪）

第十章　感染性疾病患儿的护理

第一节　病毒感染

病案一　麻　疹

临床病例

现病史

患儿，女，3岁，因"发热4天伴皮疹1天"就诊。患儿于4天前无明显诱因出现发热，每日最高体温38.5～39.2℃，口服美林体温可暂时下降，伴流涕、咳嗽、声音嘶哑及结膜充血等症状。昨日起体温高达40.5℃，发现耳后及颜面部出现红色皮疹，今日胸前及后背也出现了相同的皮疹，患儿神清，精神萎靡，自发病以来胃纳差，起病后多次到当地医院就诊，均拟诊"上呼吸道感染"给予对症治疗。

患儿系G2P2，足月，顺产，出生体重3kg，出生时无外伤及窒息史，6月时添加辅食。生长发育正常，生后7个月内按时接受国家计划免疫预防接种，此后未再接受任何预防接种。

父母均体健，非近亲结婚，无遗传性疾病史。否认既往史，否认食物药物过敏史。

【问题1】患儿最可能得到的诊断是什么？

关键词：高热、皮疹、结膜充血

患儿有发热病史，最高体温达40.5℃，流涕、咳嗽、声音嘶哑及结膜充血，皮疹自上而下顺序蔓延，考虑麻疹。

知识链接

麻疹（measles）是儿童常见的传染性出疹疾病，是由麻疹病毒引起的急性呼吸道传染病，传染性极强，容易引起爆发流行。临床上以发热、上呼吸道炎、结膜炎、口腔麻疹黏膜斑［又称柯氏斑（Koplik's spots）］、全身斑丘疹及疹退后遗留色素沉着伴糠麸样脱屑为特征。

【问题2】针对患儿目前的情况，需首要处理的护理问题是什么？

关键词：高热、预防感染传播

（1）高热护理。卧床休息，严密监测体温变化，处理高热时需兼顾皮疹，不宜用药物及物理方法强行降温，尤其禁用冷敷及酒精擦浴，以免皮肤血管收缩、末梢循环障碍，使皮疹不易透发或突然隐退。

（2）预防感染传播。单间隔离，医务人员接触患儿前后应洗手、穿脱隔离衣。

（3）保持皮肤完整性，预防继发感染。

（4）严密观察病情。

体格检查

入院后，进行体格检查：体温39.3 ℃，心率130次/分，呼吸频率45次/分，血压90/50 mmHg，体重16 kg。发育正常，营养良好。神志清醒，精神萎靡，声音嘶哑，急性病容，颜面至胸背部皮肤可见红色斑丘疹，压之褪色，疹间皮肤正常，四肢均未见皮疹；颈部可扪及黄豆大小淋巴结数枚；双眼分泌物较多，球结膜充血，双外耳道未见分泌物溢出，流涕，口唇较红，口腔黏膜充血、粗糙，在颊黏膜和部分唇内侧黏膜可见白色细小斑点，咽部充血；呼吸稍促，可见轻度吸气性上凹，双肺呼吸音粗，可闻及粗湿啰音，肺底部有少许细湿啰音。

血常规：白细胞$15 \times 10^9/L$，中性粒细胞百分率70%，淋巴细胞百分率30%，血红蛋白120 g/L，血小板$300 \times 10^9/L$，C反应蛋白50 mg/L。胸部X线：双肺纹理增粗，双下肺可见斑片状渗出影。麻疹特异性IgM抗体检测阳性，痰液细菌培养为流感嗜血杆菌。

诊断

（1）麻疹；

（2）急性喉炎；

（3）支气管肺炎。

【问题3】此时针对患儿的主要护理问题及护理措施有哪些？

关键词：高热、营养、隔离

1. 密切观察

患儿入院后，神清，精神萎靡，声音嘶哑，急性病容，皮肤完整性受损，呼吸稍促，可见轻度吸气性上凹，须严密观察病情，围绕原发病进行针对性治疗。

2. 高热的护理

让患儿卧床休息，严密监测体温变化，处理高热时需兼顾皮疹，不宜用药物及物理方法强行降温，尤其禁用冷敷及酒精擦浴，以免皮肤血管收缩、末梢循环障碍，使皮疹不易透发或突然隐退。若体温40 ℃以上，可小剂量使用退热剂，以免惊厥。

3. 监测生命体征情况

严密监测病情，预防麻疹并发症。患儿出现持续高热、咳嗽加剧、呼吸困难及肺部细湿啰音等为并发肺炎的表现；患儿出现声音嘶哑、犬吠样咳嗽、吸气性呼吸困难及三凹征等为并发喉炎的表现；患儿出现抽搐、意识障碍、脑膜刺激征等为并发脑膜炎的表现。

4. 保持皮肤黏膜的完整性

（1）皮肤护理。勤换内衣，在保暖的情况下温水擦浴（忌用肥皂水），保持皮肤清洁、干燥。修剪指甲，避免患儿抓伤皮肤引起继发感染。

（2）口眼鼻耳的护理。常用生理盐水或漱口液洗漱口腔；眼部避免强光刺激，眼痂应用生理盐水洗净后，再滴入抗生素眼药水或眼膏，一日数次，可遵医嘱加服鱼肝油预防干眼症；防止眼泪及呕吐物流入耳道，引起中耳炎；鼻腔分泌物多时易形成鼻痂，可用生理盐水将细棉签湿润后，轻轻拭除鼻痂以保持鼻腔通畅。

5. 预防感染传播

（1）管理传染源。隔离患儿至出疹后5天，并发肺炎者延长至出疹后10天。对接触麻疹的易感患儿应隔离3周观察，并给予被动免疫。

（2）切断传播途径。病房消毒，保持通风，并用紫外线照射消毒；衣物应在阳光下暴晒2小时；减少不必要的探视；接触者离开后应立即在阳光下或流动空气中停留30分钟，医务人员接触患儿前后应洗手、更换隔离衣。

（3）保护易感儿。麻疹流行期间，易感儿应避免去公共场所，8个月以上未患过麻疹者均应接种麻疹减毒活疫苗，18～24月龄时进行复种。此外，根据麻疹流行病学情况，在一定范围、短时间内对高发人群开展强化免疫接种。体弱易感儿接触麻疹患者后应及早注射免疫血清球蛋白，以预防发病或减轻症状。

（4）饮食护理。给予清淡、易消化、营养丰富的流质饮食或半流质饮食，少量多餐。鼓励多饮水，以利排毒、退热、透疹。恢复期应添加高蛋白、高能量及多种维生素的食物，无须忌口。

【问题4】针对该患儿的健康教育要点有哪些？

关键词：麻疹、原发病、预后

1. 疾病知识教育

结合患儿的临床诊断，告知患儿家属此次麻疹的主要临床表现、治疗过程、常见的并发症及预后情况，帮助家属正确认识疾病及预后。

2. 隔离的重要性

向家属说明隔离的重要性，使其能积极配合治疗。隔离期间限制探视，指导家长做好消毒隔离、皮肤护理等，防止继发感染。

知识链接

麻疹各个时期的症状

1. 潜伏期

一般为6～18天，平均10天左右。潜伏期末可有低热、全身不适。

2. 前驱期

前驱期亦称出疹前期，从发热到出疹3～4天，主要表现：①发热，多为中度以上，热型不一；②上呼吸道感染及结膜炎表现，在发热的同时出现流涕、咳嗽、喷嚏、咽部充血等上呼吸道感染症状，眼结膜充血、流泪、畏光等结膜炎表现；③麻疹黏膜斑（Koplik's spots），是麻疹早期具有特征性的体征，一般在出疹前1～2天出现，在第二磨牙相对的颊黏膜上，呈直径为0.5～1.0 mm的细砂样灰白小点，周围有红晕，并迅速增多，互相融合，可累及整个颊黏膜及唇部黏膜，于出疹后1～2天迅速消失；④非特异症状，如全身不适、食欲减退、精神不振、呕吐、腹泻等，偶见皮肤荨麻疹、猩红热样皮疹，在出现典型皮疹时消失。

3. 出疹期

一般 3～5 天，多在发热 3～4 天后出皮疹。皮疹先出现于耳后、发际，渐及额、面、颈部，自上而下蔓延至躯干、四肢，最后达到手掌及足底。皮疹初为红色斑丘疹，以后逐渐融合成片，色加深呈暗红。皮疹痒，疹间皮肤正常。全身中毒症状加重，体温可突然高达 40～40.5 ℃，咳嗽加剧，伴嗜睡或烦躁不安，重者有谵妄、抽搐。此期肺部可闻少量干、湿性啰音。

4. 恢复期

一般 3～5 天。若无并发症发生，出疹 3～4 天后皮疹按出疹顺序开始消退。随着皮疹隐退，体温逐渐降至正常，全身症状改善。退疹后皮肤有棕色色素沉着伴糠麸样脱屑，一般 7～10 天痊愈。

出院

患儿一般情况可，无发热，偶有轻咳，无气促、喘息，无腹胀、腹痛、腹泻，无尿少、浮肿，精神、胃纳可，大小便正常。

查体：神清，精神反应可，全身皮肤黏膜红润，无苍白、发绀，浅表淋巴结无肿大。咽无充血，呼吸平顺，双肺呼吸音清，未闻及干湿啰音。心腹查体无异常。病理征未引出。

予出院。

【问题 5】对该患儿出院指导的要点有哪些？

（1）麻疹传染性较强，向家属介绍麻疹的临床表现、治疗过程、常见的并发症以及预后，并让家属掌握疾病防治基本知识。

（2）注意休息，预防感染。房屋通风，如家中有呼吸道感染患者，注意隔离。

（3）在疾病流行期间，易感儿应避免去公共场所。

（4）指导家长做好消毒隔离、皮肤护理等，防止继发感染。

知识链接

儿童出疹性疾病的鉴别要点详见表10-1。

表10-1　儿童出疹性疾病的鉴别要点

病名	病原体	全身症状及其他特征	皮疹特点	发热与皮疹关系
麻疹	麻疹病毒	呼吸道卡他性炎症，结膜炎，发热2～3天后见口腔麻疹黏膜斑	红色斑丘疹，按照耳后、发际→额面部→颈部→躯干→四肢顺序出疹，退疹后有色素沉着及细小脱屑	发热3～4天，出疹期热更高，热退疹渐退
风疹	风疹病毒	全身症状轻，耳后、枕部淋巴结肿大并触痛	斑丘疹，按照颜面部→躯干→四肢顺序出疹，退疹后无色素沉着及脱屑	发热半天至1天后出疹
幼儿急疹	人疱疹病毒6型	全身症状轻，高热时可有惊厥，耳后枕部淋巴结亦可肿大	红色细小密集斑丘疹，颈及躯干多见，一天出汗，次日开始消退	高热3～5天，热退疹出
猩红热	乙型溶血性链球菌	高热，中度症状重，咽峡部、杨梅舌、扁桃体炎，环口苍白圈	皮肤弥漫充血，上有密集针尖大小丘疹，持续2～3天退疹，退疹后全身大片脱皮	发热1～2天出疹，出疹时高热
肠道病毒感染	埃可病毒、柯萨奇病毒	发热、咽痛、流涕、结膜炎、腹泻、全身或颈、枕后淋巴结肿大	散在斑疹或斑丘疹，很少融合，1～3天消退，不脱屑，有时可呈紫癜样或水疱样皮疹	发热时或热退后出疹
药物疹	—	有服药史，表现为原发病症状	皮疹痒感，摩擦及受压部位多，与用药有关，斑丘疹、疱疹、猩红热样皮疹、荨麻疹	发热多为原发病引起

（编者：卢摇铃、张建飞、秦秀群）

病案二　水　痘

临床病例

现病史

患儿，男，6岁，因"发热1天伴皮疹1天"就诊。患儿于1天前无明显诱因出现发热，最高体温37.5～38.3℃，自诉家附近诊所查血常规正常，拟诊"病毒性感染"予中药口服。近半天发现颜面部及躯干出现皮疹，初为红色斑疹，伴瘙痒，后转为薄壁水疱样，患儿精神可，食欲一般，二便如常。

患儿平素体健，10天前同班同学有1人患有水痘，无药物过敏史。

患儿生长发育同同龄儿，按计划接受预防接种，1岁半时接种过1剂水痘疫苗。

父母均体健，无遗传性疾病史。

【问题1】目前对患儿的诊断是什么？诊断依据是什么？

关键词：发热、皮疹

患儿有发热病史，最高体温达38.3℃，近半天发现颜面部及躯干出现皮疹，初为红色斑疹，伴瘙痒，后转为薄壁水疱样，患儿有水痘接触史。诊断为水痘。

知识链接

水痘（varicella）是由水痘－带状疱疹病毒（varicella-zoster virus，VZV）引起的一种急性传染性疾病，以皮肤黏膜分批出现和同时存在斑疹、丘疹、疱疹、结痂等各类皮疹为主要临床特点，全身症状轻微。水痘的传染性极强，对易感人群的感染率在90%以上。虽然带疱疹是VZV引起的另一种临床表现，但在患儿中不常见。10岁以下儿童，除非胎儿期或婴儿期患过水痘，否则鲜有患带状疱疹者。

检查

体格检查：体温37.6℃，心率100次/分，呼吸频率30次/分，血压 90/58 mmHg，体重 20 kg。神志清，一般状态可，颜面及躯干皮肤可见红色斑丘疹，部分中间为薄壁水疱，四肢均未见皮疹；浅表淋巴结不大，咽部充血，扁桃体Ⅰ度肿大，未见脓性分泌物，心、肺、腹查体无异常表现，神经系统未见异常。

血常规：白细胞 5.6×10^9/L，中性粒细胞百分率 42%，淋巴细胞百分率49%，C反应蛋白8 mg/L，血红蛋白120 g/L，血小板300×10^9/L。

肝功能、生化未见异常。

诊断

水痘，目前暂无合并细菌感染的证据。

【问题2】此时针对患儿的主要护理问题及护理措施是什么？

关键词：隔离、预防

1. 皮肤护理

保持皮肤干洁，被服柔软，修剪指甲避免抓破皮疹，引起继发感染或留下瘢痕；为减少皮肤瘙痒，可在疱疹未破溃处涂炉甘石或 5% 碳酸氢钠溶液；疱疹破溃处、有继发感染者，局部用抗生素软膏，或遵医嘱口服抗生素控制感染。

2. 预防感染传播

（1）管理传染源。隔离患儿至皮疹全部结痂为止，注意休息，易感患儿接触后检疫3周。

（2）切断传播途径。患儿单间隔离病房，定时紫外线消毒，患儿物品暴晒2小时，限制探视，接触患儿前后洗手。

（3）保护易感儿。保持室内空气新鲜，托幼机构做好晨间检查、空气消毒。水痘减毒活疫苗能有效预防易感儿发生水痘，其保护率高，并可持续10年以上。对正在使用大剂量激素、免疫球蛋白功能受损、恶性病患儿及孕妇，在接触水痘72小时内肌内注射水痘–带状疱疹免疫球蛋白，可起到预防或减轻症状的作用。

3. 病情监测

水痘是自限性疾病，偶可发生播散性水痘，并发肺炎、心肌炎，应注意观察，及早发现，并予相应的治疗跟护理。

4. 饮食及口腔护理

给予富含营养的清淡饮食，多饮水，保证机体足够的营养。口腔黏膜疹患儿加强口腔护理，每天用温盐水或复方硼砂溶液进行口腔护理2～3次，保持口腔清洁。

5. 降低体温

患儿低度发热时，不必用药物降温。高热时可物理降温或适量的退热剂，忌用阿司匹林，以免增加瑞氏综合征（以急性脑病、肝脂肪变性为主要临床特征的综合征，Reye syndrome）的危险。

知识链接

水痘皮疹的特点：①首发于头、面和躯干，继而扩展到四肢，末端稀少，呈向心分布；②最初的皮疹为红色斑疹和丘疹，迅速发展为清亮透明、椭圆形的水疱，周围伴红晕，约24小时后水疱浑浊并呈中间凹陷，壁薄易破，约2～3天迅速结痂；③皮疹陆续分批出现，伴明显痒感，在疾病高峰期可见到斑疹、丘疹、疱疹和结痂同时存在（图10-1）；④黏膜皮疹还可出现在口腔、眼结膜、生殖器等处，易破溃形成浅溃疡。轻型水痘多为自限性疾病，病程长短不一，全身症状较轻。皮疹结痂后一般不留瘢痕。

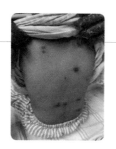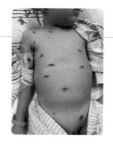

图 10-1 斑疹、丘疹、疱疹、结痂同时并现

【问题3】针对该患儿的健康教育要点有哪些？

关键词：水痘、预防

（1）疾病知识教育。结合患儿的临床诊断，让家属知道水痘传染性强，皮疹瘙痒明显，向家属介绍水痘皮疹的特点、护理要点及隔离的重要性，使家长有思想准备，以免引起焦虑。

（2）对社区人群进行相关知识宣教，重点加强防范知识宣教，疾病流行期间避免让易感患儿去公共场所。

（3）日常饮食及起居教育。保持室内安静，养成良好生活习惯，保证充足睡眠，避免过度劳累。进行适当的体育活动，增强机体抗病能力。预防上呼吸道感染疾病。在饮食方面加强患儿的营养。

出院

患儿一般情况可，无发热，无气促、喘息，无腹胀、腹痛、腹泻，无尿少、浮肿，精神、胃纳可，大小便正常。

查体：神清，精神反应可，全身皮肤黏膜红润，有散在结痂，浅表淋巴结无肿大。咽无充血，呼吸平顺，双肺呼吸音清，未闻及干湿啰音。心肺查体无异常。病理征未引出。

予带药出院。

【问题4】对该患儿出院指导的要点是什么？

（1）皮疹瘙痒勿抓挠，可遵医嘱用药，以免引起继发感染。

（2）注意休息，预防感染。房屋通风，注意隔离。在疾病流行期间避免让患儿去公共场所。

（3）与家属说明水痘的传染性。

（4）药物指导。

（编者：卢摇铃、张建飞、秦秀群）

病案三　手足口病

临床病例

现病史

患儿，男，2岁2个月，因"反复抽搐4天，咳嗽3天伴皮疹1天"就诊。患儿于入院前4天开始出现抽搐，发作时表现为意识丧失，双手握拳，双眼凝视，持续10秒左右可自行缓解，不伴发热，上述症状反复发作8次。3天前患儿出现咳嗽，伴发热，体温波动在

38.0～39.5 ℃之间，1天前患儿双手出现丘疹，后发展为双足底、臀部及肩背部皮肤均出现丘疹和疱疹。起病以来，无腹泻、呕吐。

患儿系 G1P1，足月，顺产，出生体重 3.4 kg，出生时无外伤及窒息史，母乳喂养至 4 个月；生长发育正常；一直按计划进行预防接种。出生后曾患过急性支气管肺炎 1 次，患儿来自农村，当地有较多手足口患者，但患儿与手足口患者无密切接触。

父母体健，无遗传病史，家中无类似患者，否认食物、药物过敏史。

【问题 1】目前最可能对患儿的诊断是什么？

关键词：疱疹、抽搐、高热

患儿有发热、头痛，最高体温达 39.5 ℃，患儿双手出现丘疹，后发展为双足底、臀部及肩背部皮肤均出现丘疹和疱疹，患儿所在农村有手足口病流行，患儿入院前反复抽搐 4 天，考虑诊断为手足口病，病毒性脑炎。

知识链接

手足口病（hand-foot-mouth disease, HFMD）是由肠道病毒引起的急性传染病。其传染性强、传播速度快，在短时间内可造成较大范围流行。主要症状表现为发热，手、足、口腔等部位的斑丘疹、疱疹，重者可出现脑膜炎、脑炎、脑脊髓炎、肺水肿、循环障碍等。致死原因主要为脑干脑炎及神经源性肺水肿。

引起手足口病的病毒主要为肠道病毒，以肠道病毒 71 型（EV71）、柯萨奇病毒 A 组 16 型（CoxA16）多见。肠道病毒对外界的抵抗力较强，适合在湿热环境中生存，不易被胃酸和胆汁灭活，对乙醚、来苏、氯仿等消毒剂不敏感，耐低温，4 ℃可存活 1 年，但不耐强碱，对紫外线及干燥敏感，高锰酸钾、漂白粉、甲醛、碘酒等能将其灭活。

检查

入院后，对患儿进行体格检查：体温 38.5 ℃，心率 126 次/分，呼吸频率 38 次/分，血压 88/56 mmHg，体重 12.5 kg，经皮血氧饱和度 96%。发育正常，营养良好。神志清，精神萎靡，双手、双足、臀部及肩背部皮肤均可见红色丘疹和疱疹。唇红润，咽充血，咽腭弓处可见数个红色疱疹。颈软，双肺呼吸音粗，可闻及大量湿性啰音。心率整齐，心音有力，未闻及杂音。腹平软，肝脾均未触及。克莱恩费尔特综合征（Klinefelter syndrom）征和布鲁津斯基征阴性，双侧巴宾斯基征阳性。

血常规：白细胞 13×10^9/L，中性粒细胞百分比 62%，淋巴细胞百分比 32%，血红蛋白 132 g/L，血小板 246×10^9/L。血电解质：钠（Na^+）140 mmol/L，钾（K^+）4.3 mmol/L，氯（Cl^+）107.0 mmol/L，钙（Ca^{2+}）2.16 mmol/L，二氧化碳结合力 22.1 mmol/L，血糖 5.6 mmol/L。

胸部 X 片：双肺纹理增粗增多，双下肺可见片状密度增高影。

辅助检查：咽拭子 EV71 特异性核酸检测阳性。肝功能、心肌酶学、血气分析结果正常。脑脊液：常规细胞总数 30×10^9/L，白细胞 10×10^9/L，单核细胞 70%，多核细胞 30%，生化血糖 5.92 mmol/L，氯化物 116.0 mmol/L，蛋白 321.70 mg/L，细菌培养阴性，脑脊液 EB 病毒、单疱病毒、巨细胞病毒、腺病毒抗体阴性。

脑电图：睡眠期，双侧前头部少量不典型尖波散发。

头颅 MRI：部分脑膜线样强化，双侧颞叶脑沟增宽，DWI 大部分呈低信号，部分脑实质呈稍高信号。

诊断

（1）手足口病（重度病例）；

（2）病毒性脑炎；

（3）急性支气管肺炎。

【问题 2】针对患儿目前的情况，应首要处理的护理问题是什么？

关键词：隔离、生命体征、预防惊厥再发作

患儿病情危重，做好抢救措施。

（1）将患儿安置于负压隔离病房，采取消化道和呼吸道隔离措施。

（2）密切观察病情，维持正常生命体征。注意观察患儿的生命体征，如体温、心率、血压、意识、瞳孔等的变化。

（3）体位及气道管理。惊厥发作时，将患儿平卧，头偏向一侧，维持呼吸道顺畅，避免误吸及窒息，给氧。

（4）遵医嘱应用脱水剂、利尿剂。注意药物速度及药物不良反应。

【问题3】此时针对患儿的主要护理问题及护理措施有哪些?

关键词：隔离、发热、预防并发症

（1）将患儿安置于单间负压病房隔离病房内，采取消化道及呼吸道隔离措施。接触患儿前后均要进行手消毒，减少探视。

（2）严密观察病情，监测患儿的生命体征变化。若患儿出现烦躁不安、嗜睡、肢体抖动、呼吸及心率增快等表现时，提示有神经系统受累或心肺功能衰竭的表现，应立即报告医生。

（3）气道管理。开放气道，保持呼吸道通畅，必要时吸痰或行机械通气。

（4）药物治疗。遵医嘱应用脱水药物等药物治疗积极控制颅内压。

（5）维持正常体温。密切监测患儿体温，低热或中热者无须特殊处理，嘱多饮水;高热者遵医嘱使用退热剂，预防惊厥发作。

（6）皮肤及口腔护理。加强口腔护理，进食前后积极漱口，有口腔溃疡者根据口腔 pH 选择合适的漱口水，以及遵医嘱用药。保持皮肤的干洁，避免用肥皂水、沐浴露清洁皮肤，以免刺激皮肤。手足部疱疹未破溃处涂炉甘石洗剂或 5% 碳酸氢钠溶液;疱疹破溃处、有继发感染者局部用抗生素软膏。针对臀部皮疹，保持臀部清洁干燥，及时清理大小便。

（7）饮食护理。给予患儿营养丰富、易消化、流质或半流质饮食。因口腔溃疡难进食者可适当留置胃管。

> **知识链接**
>
> EV71 感染分为 5 期：
>
> 第 1 期（手足口出疹期）：主要表现为发热，手、足、口、臀等部位出疹（斑丘疹、丘疹、小疱疹），可伴有咳嗽、流涕、食欲缺乏等症状。部分患儿仅表现为皮疹或疱疹性咽峡炎，个别病例可无皮疹。绝大多数病例在此期痊愈。
>
> 第 2 期（神经系统受累期）：少数 EV71 感染病例可出现神经系统损害，多发生在病程 1~5 天内，表现为精神差、嗜睡、头痛、呕吐、烦躁、肢体抖动、急性肢体无力、颈项强直的脑膜炎、脑炎、脊髓灰

质炎样综合征、脑脊髓炎症状体征。脑脊液检查为无菌性脑膜炎改变，脑脊髓 CT 扫描可无阳性发现，MRI 检查可见异常，此病例大多数可痊愈。

第 3 期（心肺功能衰竭前期）：多发生在病程 5 天内。目前认为可能与脑干炎症后植物神经功能失调或交感神经功能亢进有关，亦有学者认为 EV71 感染后免疫性损伤是发病机制之一。表现为心率、呼吸增快，出冷汗、皮肤花纹、四肢发凉，血压升高，血糖升高，外周血白细胞升高，心脏射血分数异常。及时发现上述表现并正确治疗，是降低病死率的关键。

第 4 期（心肺功能衰竭期）：病情继续发展，会出现心肺功能衰竭，可能与脑干脑炎所致神经源性肺水肿、循环功能衰竭有关。多发在病程 5 天内，年龄 0～3 岁为主。表现为心动过速（个别患儿心动过缓）、呼吸急促、口唇发绀、咳粉红色泡沫痰或血性痰液、持续血压降低或休克。此病的病死率高。

第 5 期（恢复期）：体温逐渐恢复正常，对血管活性药物的依赖逐渐减少，神经系统受累症状和心肺功能逐渐恢复，少数可遗留神经系统后遗症状。

【问题 4】针对该患儿的健康教育要点有哪些？

关键词：预后

（1）疾病知识教育。结合患者的临床诊断，告知患儿家属有关疾病的知识，帮助家长正确认识疾病，做好隔离措施及预防措施。

（2）了解家属的心理需求，给予耐心的解释及心理上的支持。

出院

治疗后，患儿神志清醒，无发热，心率血压平稳，呼吸平顺、胃纳可，大小便正常，

查体：神清，精神反应可，全身皮肤黏膜可见散在结痂，无苍白、发绀，浅表淋巴结无肿大。咽无充血。呼吸平顺，双肺呼吸音清，未闻及干湿啰音。心腹查体无异常。

予带药出院。

【问题5】对该患儿出院指导的要点是什么？

（1）教会患儿家长如何做好皮肤和口腔的护理。

（2）指导家长培养孩子养成良好的生活习惯，如饭前、便后洗手，玩具、餐具定期清洗消毒等。

（3）提醒家长在病毒流行期间不要带孩子到公共场所。

（4）指导家长及患儿加强锻炼，增强机体免疫力。

（5）指导家长观察病情以及病情变化的应急处理，如患儿居家突发抽搐，应立即将患儿平卧，松解衣领，头偏向一侧，及时清除口鼻分泌物，保持呼吸道通畅，预防误吸及窒息，发作停止后及时就医。

知识链接

手足口普通病例与重症病例的区分详见表10-2。

表10-2　手足口普通病例与重症病例

普通病例	重症病例
急性起病，发热，可伴咳嗽、流涕、食欲缺乏等症状。口腔黏膜出现散在疱疹或溃疡，多见于舌、颊黏膜和硬腭等处，可引起疼痛。手、足、臀等部位出现斑丘疹、疱疹，偶见于躯干部，呈离心性分布。疱疹周围可有炎性红晕，疱内液体较少。部分患儿仅表现为皮疹或疱疹性咽峡炎；个别患儿可无皮疹。皮疹消退后不留瘢痕，一般1周左右痊愈。	少数病例病情进展迅速，可出现脑膜炎、脑炎、脑脊髓炎、肺水肿、循环障碍等，极少数病例病情危重可致死亡，存活者可有后遗症。 （1）神经系统受累：多发生在病程1～5天内，患儿可持续高热，出现中枢神经系统损害表现，如精神差、嗜睡或易激惹、头痛、呕吐、烦躁、肢体抖动、急性肢体无力、颈项强直等。腱反射减弱或消失，克尼格征和布鲁津斯基征阳性。 （2）呼吸系统受累：呼吸浅促、呼吸困难或呼吸节律改变，口唇发绀，咳嗽加剧，咳白色、粉红色或血性泡沫样痰液，肺部可闻及湿啰音或痰鸣音。 （3）循环系统受累：心动过速或过缓，面色苍白，皮肤出现花纹，四肢冷，指（趾）端发绀，持续血压降低或休克。

【思考题】

如何快速鉴别水痘、麻疹、幼儿急疹和风疹？

（编者：卢摇铃、张建飞、秦秀群）

第二节　猩红热

临床病例

现病史

患儿，男，5岁，因"发热、咽喉痛2天，出疹1天"就诊。患儿于2天前无明显诱因出现发热，最高体温39.3 ℃，畏寒，咽喉疼痛，予美林口服后可降至正常，1天前从颈部开始，逐渐蔓延至躯干、四肢，皮肤可见弥漫性针尖大小皮疹，指压褪色，颌下淋巴结肿大，面色潮红，口周围苍白，咽部充血，扁桃体Ⅱ度肿大。

血常规：白细胞$16.61×10^9$/L，中性粒细胞百分率87.40%，C反应蛋白18.4 mg/L。咽拭子培养为链球菌感染。肝功能、生化检验未见异常。

患儿系G1P1，足月，因"羊水减少"剖宫产娩出，出生体重3 kg，出生时无外伤及窒息史。3个月会抬头，5个月时添加辅食，6个月会坐，7个月会翻身，8个月会爬。按时接种疫苗，无不良反应。

父母体健，非近亲结婚。

【问题1】目前对患儿的诊断是什么？

关键词：高热、咽喉痛、出疹、链球菌感染

患儿有发热、咽痛，最高体温达39.3 ℃，弥漫性针尖样皮疹自颈部开始向躯干、四肢蔓延，指压褪色，面色潮红，口周苍白，实验室检查示感染指标高，咽拭子培养为链球菌感染，考虑诊断为猩红热。

知识链接

猩红热（scarlet fever）是一种由A组溶血性链球菌所致的急性呼吸道传染病，其临床以发热、咽峡炎、全身弥漫性红色皮疹及疹退后皮肤脱屑为特征。多见于5～15岁的儿童，少数患儿于病后2～3周可因为变态反应发生风湿热或急性肾小球肾炎。

A组β溶血性链球菌对热及干燥抵抗力不强，经55 ℃处理30分钟可全部灭活，也很容易被各种消毒剂杀死，但在0 ℃环境中可存活几个月。

【问题2】针对患儿目前的情况，应首要处理的护理问题是什么？

关键词：发热、感染、传播

患儿有发热、咽痛，最高体温达39.3 ℃，弥漫性针尖样皮疹自颈部开始向躯干、四肢蔓延，指压褪色，面色潮红，口周苍白，考虑诊断为猩红热。猩红热具有传染性，需要对患者进行及时隔离。

（1）维持正常体温。密切监测体温，对高热者必要时进行退热处理，及时更换湿衣服。

（2）预防感染传播。猩红热属于呼吸道传播疾病，应及时切断传播途径，单间隔离，做好个人卫生，医务人员接触患儿前后应洗手。

检查

　　入院后，对患儿进行体格检查：体温39.3 ℃，心率120次/分，呼吸频率26次/分，血压98/68 mmHg。发育正常，营养良好。神志清醒，精神萎靡，全身皮肤从颈部开始，逐渐蔓延至躯干、四肢，可见弥漫性针尖大小皮疹，指压褪色，发病第4天，皮疹处皮肤开始出现脱屑，手指、脚趾等处呈大片脱皮。颌下淋巴结肿大，面色潮红，口周围苍白，咽部充血，扁桃体Ⅱ度肿大。

　　血常规：白细胞16.61×10^9/L，中性粒细胞百分率87.40%，C反应蛋白18.4 mg/L。咽拭子培养为链球菌感染。肝功能、生化检验未见异常。

诊断

　　猩红热。

【问题3】此时针对患儿的主要护理问题及护理措施是什么？

关键词：高热、脱屑、扁桃体肿大

患儿有发热、咽痛，最高体温达39.3 ℃，弥漫性针尖样皮疹自颈部开始，向躯干、四肢蔓延，指压褪色，发病第4天，皮疹处皮肤开始出现脱屑，手指、脚趾等处呈大片脱皮。

（1）维持正常体温。密切监测体温，对高热者必要时进行退热处理，及时更换湿衣物。保持室内空气流通，温湿度适宜。

（2）减轻疼痛，保持口腔清洁。鼓励患儿多饮水或用温盐水漱口，咽部疼痛明显时，可采取措施缓解疼痛；给予富有营养、易消化的流质、半流质或软食。可指导患儿通过分散注意力的方式，如听音乐、看电视等缓解疼痛。

（3）皮肤护理。及时评估患儿的出疹情况，保持皮肤清洁，勤换衣服。告知患儿尽量避免抓挠皮肤，沐浴时避免水温过高，避免使用刺激性强的肥皂或沐浴露，以免加重皮肤瘙痒感。恢复期脱皮时应待皮屑自然脱落，不宜人为剥离，以免损伤皮肤。

（4）预防感染。明确诊断后及时隔离，隔离期限至少为 1 周。病情较轻者可以居家隔离治疗，病情较重者需要住院隔离，应用抗生素治疗。最好待咽拭子培养 3 次阴性后再解除隔离。对密切接触者应严密观察，有条件可做咽拭子培养。对可疑病例，应及时采取隔离措施。

家长忧虑

患儿母亲因患儿咽痛哭闹，不愿进食，全身皮疹瘙痒并伴有脱屑，十分焦虑紧张。

【问题 4】针对该患儿的健康教育要点有哪些？

关键词：咽痛、皮疹、瘙痒

（1）疾病知识教育。结合患者的临床诊断，告知患儿家属疾病的一般临床表现及病程。勤剪指甲，嘱患儿尽量避免抓挠皮肤，以免抓伤皮肤引起继发感染。沐浴时避免水温过高，避免使用刺激性强的肥皂或沐浴露，以免加重皮肤瘙痒感。告知患儿在恢复期脱皮时应待皮屑自然脱落，不宜人为剥离，以免损伤皮肤。

（2）饮食护理。保持口腔清洁，鼓励患儿多饮水或用温盐水漱口。咽部疼痛明显时，进行疼痛评估，必要时采取措施缓解疼痛；给予富有营养、易消化的流质、半流质或软食。保证患儿有足够的休息时间，可指导患儿通过分散注意力的方式，如听音乐、看电视等缓解疼痛。

出院

患儿一般情况可，无发热、咳嗽、气促、喘息，无腹胀、腹痛、腹泻，无浮肿，精神、胃纳可，大小便正常，咽拭子培养 3 次阴性，解除隔离。

查体：神清，精神反应可，全身皮肤黏膜红润，无苍白、发绀；浅表淋巴结无肿大。咽无充血，呼吸平顺，双肺呼吸音清，未闻及干湿啰音。心腹查体无异常。

予出院。

【问题5】对该患儿出院指导的要点是什么？

（1）指导患儿家长掌握疾病防治的基本知识。如疾病的传播方式、主要临床表现等，加强卫生宣教，让家长平时注意患儿个人卫生，勤晒被褥，注意室内空气流通。

（2）让患儿注意休息，预防感染。房屋通风，如家中有呼吸道感染患者，注意隔离。

（3）提醒患儿家长在疾病流行期间避免带孩子去公共场所。

【思考题】

儿童患猩红热的处理流程是怎样的？

（编者：张建飞、董婉秋、秦秀群）

第三节 结核病

病案一 原发型肺结核

临床病例

现病史

患儿，女，2岁5月，因"发热、干咳2月，气促2天"入院。患儿2个月前无明显诱因出现发热，持续低热，体温偶有升高，最高体温38.5 ℃，夜间易出汗，间中咳嗽，无痰，2天前呼吸促，呼吸频率40～45次／分。在家口服退热药物治疗后无明显好转，送至我院救治。

> 患儿系 G1P1，足月，顺产，出生体重3 kg，出生时无外伤及窒息史。3个月会抬头，5月时添加辅食，6个月会坐，7个月会翻身，8个月会爬，未按计划接种卡介苗。
>
> 辅助检查：胸部 X 线检查双肺门增宽，浓密，左上肺大片浸润，可见两端大而中央细的哑铃状阴影。
>
> 父母体健，非近亲结婚。母亲患活动性结核病。

【问题1】患儿目前可能得到的诊断是什么？

关键词：低热、干咳、肺部哑铃状阴影

患儿持续低热，有咳嗽、盗汗、气促，胸部 X 线检查肺部可见哑铃状阴影，母亲患有活动性结核病，考虑原发型肺结核。

知识链接

原发型结核（primary pulmonary tuberculosis）是原发性结核病中最常见的一种类型，为结核杆菌初次侵入肺部后发生的原发感染，是小儿肺结核的主要类型，占儿童各型肺结核总数的85.3%。

原发型肺结核包括原发综合征（primary complex）与支气管淋巴结结核（tuberculosis of tracheobronchial lymphnodes）。前者由肺原发病灶、局部淋巴结病变和两者相连的淋巴管炎组成；后者以胸腔内肿大淋巴结为主，肺部原发病灶或因其范围小，或被纵隔影掩盖，X 线片无法查出，或原发病灶已经吸收，仅遗留局部肿大的淋巴结，故临床上诊断为支气管淋巴结结核。两者并为一型，即原发型结核。

【问题2】针对患儿目前的情况，需首要处理的护理问题是什么？

关键词：气促、肺结核

患儿精神疲倦，持续低热，呼吸促，伴咳嗽，病史中未接种卡介苗，有明确的结核病接触史，现存在轻度呼吸困难、咳嗽。肺结核具有传染性，须及时处理。

（1）观察病情，保持呼吸道通畅。注意观察患儿的生命体征，及时给予吸氧，必要时行机械通气。

（2）消毒隔离。结核病活动期应该进行呼吸道隔离，对患儿呼吸道分泌物、痰杯、餐具进行消毒处理，避免与其他传染病者、开放性结核患者接触。

｜检查｜

入院时患儿神志清醒，精神疲倦，体温 37.8 ℃，心率 110 次 / 分，呼吸频率 45 次 / 分，血压 88/58 mmHg，身高 85 cm，体重 9 kg。食欲减退，消瘦，双眼可见疱疹性结膜炎，其余皮肤黏膜颜色正常，全身浅表淋巴结肿大。伸舌居中，咽充血（++），扁桃体Ⅰ度肿大，无化脓、无压痛，腮腺导管口无分泌物。双肺呼吸音对称，呼吸音减低，左上肺可闻及中小水泡音，少许干湿性啰音，三四征阳性。心律齐，心音强度正常。全腹平软，肝脾肋下未触及。

血常规：白细胞 15×10^9/L，中性粒细胞百分率 36%，淋巴细胞百分率 64%，红细胞 4.6×10^{12}/L，血小板 300×10^9/L，血沉 56 mm/L，C 反应蛋白 50 mg/L。PPD 皮试（+++），痰标本中可见结核杆菌。

｜诊断｜

原发型肺结核。

【问题 3】此时针对患儿的主要护理问题及护理措施是什么？

关键词：发热、气促、肺结核

患儿活动性肺结核诊断明确，需要积极规范治疗。

（1）严密观察病情，监测患儿的生命体征变化。定时监测体温，注意保暖。观察咳嗽气促情况，保持呼吸道通畅，取舒适体位，避免剧烈运动。

（2）保证营养摄入。鼓励进食，食物以高热量、高蛋白、高维生素为宜，如牛奶、鸡蛋、瘦肉、鱼、新鲜蔬菜和水果等，以增强抵抗力，促进机体修复和病灶愈合。服用抗结核药物常见胃肠道不良反应，应注意患儿食欲变化。

（3）建立合理的生活制度。保持居住环境空气流通，保证患儿足够的睡眠时间，让患儿适当地进行户外活动，增强抵抗力。结核患儿出汗较多，注意保持皮肤清洁，及时更换汗湿衣物。

（4）消毒隔离。结核病活动期应该进行呼吸道隔离，对患儿呼吸道分泌物、痰杯、餐具进行消毒处理。积极防治各种急性传染病，避免受凉引起上呼吸道感染，避免与其他传染病者、开放性结核患者接触，以免加重病情。

（5）指导合理用药。向家属及患儿讲解抗结核药物的作用、使用方法及副作用，部分抗结核药物有肝、肾毒性，需要指导患儿定期复查肝功能、尿常规等。

知识链接

结核菌素试验

小儿受结核杆菌感染 4～8 周后，做结核菌素试验（protein purified derivative，PPD）可呈阳性反应。其机制主要是由于致敏淋巴细胞和巨噬细胞积聚在真皮的血管周围，分泌 TH1 类细胞因子 IFN-γ，诱发炎性反应，血管通透性增高，在注射局部形成硬结所致。结核菌素反应属于迟发型变态反应。

由于广泛推行卡介苗接种，结核菌素试验的诊断价值受到一定的限制。接种卡介苗后与自然感染阳性反应的主要区别详见表 10-3。此外，非结核分枝杆菌感染也可致 PPD 皮试阳性。

表10-3　结核菌素试验在接种卡介苗后与自然感染阳性反应的主要区别

项目	接种卡介苗后	自然感染
硬结直径	多为5～9 mm	多为10～20 mm
硬结颜色	浅红	深红
硬结质地	较软，边缘不整	较硬，边缘清楚
阳性反应持续时间	较短，2～3天即消失	较长，可达7～10天或以上
阳性反应变化	有明显的逐年减弱倾向，一般于3～5年内逐渐消失	短时间内无反应减弱倾向，可持续若干年，甚至终身

【问题4】针对该患儿的健康指导的要点有哪些？

（1）疾病知识教育。向家长和患儿介绍肺结核的病因、传播途径及消毒隔离措施，指导家长对居室、患儿用具进行消毒处理。

（2）指导家长观察患儿病情变化，监测体温，观察热型及热度。

（3）强调出院后坚持服药、定期到医院复查的重要性。指导患儿及家长严格执行治疗计划，坚持全程、规律用药，并进行病情及药物副作用的观察。

（4）指导患儿家长对患儿进行日常生活护理和饮食护理，注意定时复查，了解疗效和药物使用情况，以便于医生根据病情调整治疗方案。

知识链接

如何鉴别原发型肺结核与急性粟粒肺结核？详见表10-4。

表10-4　原发型肺结核与急性粟粒肺结核的鉴别

项目	原发型肺结核	急性粟粒肺结核
发病年龄	多见于年龄较大儿童	婴幼儿多见
起病情况	症状轻重不一，轻者无症状，一般起病缓慢	多在原发感染3～6个月内发生，起病多急剧，约50%以上病例在起病时就出现脑膜炎征象
发热情况	一般为低热，婴幼儿可有高热，但一般情况好，持续2～3周后转为低热	多为高热，呈稽留热或弛张热，部分病例可低热，呈规则或不规则发热
结核中毒表现	低热、食欲减退、盗汗、疲乏、干咳和轻度呼吸困难是最常见的症状。婴幼儿可有体重不增或生长发育障碍	高热时常伴寒战、盗汗、咳嗽、面色苍白、气促、发绀，少数婴幼儿患者的主要表现为食欲缺乏、消瘦和倦怠
眼部检查	部分小儿可见疱疹性结膜炎	脉络膜结核结节
结核菌素实验	呈强阳性或由阴转阳时需要进一步检查	呈阳性，需进一步检查
X线	肺部原发灶大小不一。支气管淋巴结肿大，胸膜炎症，干酪性坏死，空洞	早期粟粒阴影细小不易查出，2～3周后可见大小一致、分布均匀的粟粒状阴影，密布于两侧肺野

【思考题】

如该名患儿心率加快，面色发绀，呼吸加快，血氧饱和度（SpO_2）降至80%，予鼻导管6 L/min吸氧后症状仍不能缓解，应做好哪些护理措施？

（编者：张建飞、张杨、秦秀群）

病案二　结核性脑膜炎

临床病例

现病史

　　患儿，男，3岁，因"发热伴头痛半月余，性格改变5天"就诊。患儿于半个月前无明显诱因出现发热，最高体温38.5 ℃，发热时有头痛，无寒战，偶有咳嗽，无咳痰、鼻塞、呕吐、腹泻等不适，大小便正常，予美林口服后体温可降至正常。神清，精神疲倦，少言，易怒，食欲减退。入院后1小时，患儿突然出现意识模糊，呼之不应，双眼凝视，四肢强直，大小便失禁，即予力月西止惊，急查头颅CT提示脑积水，行腰椎穿刺术，脑脊液压力250 mmH$_2$O，脑脊液外观为毛玻璃样，胸部CT示双肺炎症。目前患儿神志为浅昏迷状态，心率120次/分，呼吸浅促，呼吸频率40～50次/分，转PICU治疗。

　　患儿系G1P1，足月，顺产，出生体重3 kg，出生时无外伤及窒息史，5月时添加辅食。3个月会抬头，6个月会坐，7个月会翻身，8个月会爬。按时接种疫苗，无不良反应。

　　父母体健，非近亲结婚。否认既往史，否认食物药物过敏史。

【问题1】患儿最可能得到的诊断是什么？

关键词：发热、头痛、意识障碍、脑脊液毛玻璃样改变

　　患儿有发热、头痛，最高体温38.5 ℃，突发意识障碍，四肢强直，腰椎穿刺示脑脊液压力高，外观为毛玻璃样，考虑结核性脑膜炎。

知识链接

　　结核性脑膜炎（tuberculous meningitis）是儿童结核病中最严重的类型，常在结核原发感染后1年内发生，尤其在初感染结核3～6个月时最易发生。本病多见于3岁以内婴幼儿，3岁内患儿约占60%。自普及卡介苗接种及抗结核药物使用以来，本病发病率较过去有明显降低，预后有很大改进，但若诊断不及时和治疗不当，病死率和后遗症发生率仍较高，故早期诊断和合理治疗是改善本病预后的关键。

　　化脓性脑膜炎（purulent meningitis）简称化脑，是小儿婴幼儿时

期常见的中枢神经系统感染性疾病。临床上以急性发热、惊厥、意识障碍、颅内压高和脑膜刺激征及脑脊液脓性改变为特征。

【问题2】针对患儿目前的情况，应首要处理的护理问题是什么？

关键词：气道护理、维持生命体征、预防惊厥再发作

患儿入院后病情变化，惊厥发作，神志进展为浅昏迷，心率快，呼吸快，脑脊液压力高，为减少并发症，须紧急救治。

（1）密切观察病情，维持正常生命体征。提供安全舒适的空间，注意观察生命体征，如体温、心率、血压、意识、瞳孔等的变化。

（2）体位及气道管理。惊厥发作时，应将患儿平卧，头偏向一侧，维持呼吸道顺畅，避免误吸及窒息，给氧。

（3）遵医嘱应用脱水剂、利尿剂。注意药物输入速度及药物不良反应。

| 检查 |

体格检查：体温 38℃，心率 120 次 / 分，呼吸频率 45 次 / 分，血压 130/80 mmHg，SpO$_2$ 95%。发育正常，营养良好。神志为浅昏迷，GCS 评分 6 分，双侧瞳孔等大等圆，约 3 mm，对光反射均迟钝，四肢疼痛刺激无明显回缩，双下肢强直，全身皮肤黏膜苍白，咽充血（+），全身浅表淋巴结未触及，双肺呼吸音对称，双下肺可闻及少许痰鸣音，未闻及干湿性啰音，三凹征阳性。心律齐，未闻及病理性杂音。全腹平软，肝脾肋下未触及。颈项强直，巴宾斯基征阳性，克尼格征阳性。

血常规：白细胞 4.3×10^9/L，中性粒细胞百分比 60.8%，C 反应蛋白 9.1 mg/L，肝功能、生化检验未见异常。

脑脊液压力 250 mmH$_2$O。脑脊液常规：白细胞计数 486×10^6/L，红细胞 $62 \times 10 \times 10^6$/L，淋巴细胞百分率 38%，中性粒细胞百分率 62%。脑脊液生化：糖 0.33 mmol/L，氯 114.3 mmol/L，脑脊液球蛋白 4.63 g/L，脑脊液腺苷脱氢酶 14 U/L，脑脊液涂片可见抗酸染色镜检阳性。

头颅 CT 示脑积水，胸部 CT 示双肺炎症。

| 诊断 |

（1）结核性脑膜炎；

（2）肺炎。

【问题3】此时针对患儿的主要护理问题及护理措施是什么？

关键词：发热、浅昏迷、颅高压

患儿转入 ICU 后，神志进展为浅昏迷，颅内压高，心率、呼吸加快，须严密观察病情，围绕原发病进行针对性治疗。

（1）避免加重颅内高压的因素。抬高床头 30° 左右，使头部处于正中位，以利于脑内血液回流，怀疑有脑疝者宜平卧位，但需要保持气道通畅。避免不必要的刺激，治疗护理操作集中完成。

（2）严密观察病情，监测患儿生命体征变化。提供安全舒适的空间，注意观察生命体征的变化。若有脑疝迹象，应立即通知医生。

（3）气道管理。开放气道，保持呼吸道通畅，必要时吸痰或行机械通气。惊厥发作时，应在上下齿之间放置牙垫，防止舌咬伤，避免受伤或坠床。

（4）遵医嘱应用脱水药物、利尿剂、肾上腺皮质激素、抗结核药物等，注意给药速度及观察药物不良反应。

（5）必要时配合医生行腰椎穿刺术、侧脑室引流术，做好术后护理，腰穿后取去枕平卧位 4 ~ 6 小时。

（6）改善营养状况。对昏迷患者可鼻饲及静脉补液，维持水电解质平衡及热量，但鼻饲时要注意避免误吸。

（7）维持皮肤、黏膜的完整性。及时清理呕吐物、大小便，保持皮肤干燥。定时翻身拍背。

家长忧虑

患儿母亲因患儿被诊断为结核脑，病情危重，被转入 ICU 治疗，在治疗期间多次发生抽搐，担心孩子预后及费用问题，哭泣不止。

【问题4】针对该患儿的健康教育的要点有哪些？

关键词：昏迷、原发病、预后

（1）疾病知识教育。结合患者的临床诊断，告知患儿家属关于疾病的一般知识，帮助家属正确认识疾病，让家属明白早期诊断和合理规范治疗是改善本病预后的关键。

（2）了解家属的心理需求，给予耐心的解释及心理上的支持。

出院

治疗后，患儿清醒，无发热，心率、血压平稳，呼吸平顺，胃纳可，大小便正常。复查颅脑CT提示仍存在脑积水，脑脊液压力为150 mmH$_2$O。

查体：神清，精神反应可，全身皮肤黏膜红润，无苍白、发绀，浅表淋巴结无肿大，咽无充血。呼吸平顺，双肺呼吸音清，未闻及干湿啰音。心腹查体无异常。左侧下肢瘫痪。

予带药出院。

【问题 5】对该患儿出院指导的要点是什么？

（1）强调出院后坚持服药、定期到医院复查的重要性。指导患儿及家属严格执行治疗计划，坚持全程、合理用药，并进行病情观察及药物副作用的观察；介绍结核病复发的时间多发生在停药后 2 ～ 3 年，复发的高危因素有营养不良、使用免疫抑制剂等。

（2）与患儿及家属一起制定良好的生活制度，保证患儿足够的休息时间，让患儿适当地进行户外活动，解释加强营养的重要性。

（3）指导患儿避免与开放性结核病患者接触，积极预防和治疗各种急性传染病。

（4）指导家属及患儿针对瘫痪肢体进行理疗、针灸、被动运动等功能锻炼，促进肢体功能恢复。

（5）指导家属在患儿居家突发癫痫时，应立即将患儿平卧，松解衣领，头偏向一侧，及时清除口鼻分泌物，保持呼吸道通畅，预防误吸及窒息。切忌在患儿癫痫发作时按压患儿肢体，应在发作停止后及时就医。

知识链接

如何鉴别结核性脑膜炎与化脓性脑膜炎？详见表 10-5。

表10-5 结核性脑膜炎与化脓性脑膜炎的鉴别

项目	结核性脑膜炎	化脓性脑膜炎
首次发病年龄	多见于3岁内婴幼儿，常在结核原发感染1年内发生，出生后3～6个月最易发生初感染	5岁以下占90%，1岁以下是患病高峰

续表10-5

项目	结核性脑膜炎	化脓性脑膜炎
致病菌	结核菌	肺炎链球菌、脑膜炎球菌、流感嗜血杆菌
发热	中低热	高热
起病	起病多较缓慢	起病急
脑脊液	压力高，外观毛玻璃样改变或透明、黄色，白细胞多，以淋巴细胞为主。糖和氯化物均降低为结核脑典型改变。沉淀物涂片抗酸染色镜检阳性达30%	压力高，外观浑浊，白细胞多，以粒细胞为主，糖含量低，蛋白含量显著增高
临床表现	主要为性格改变，全身中毒症状不明显，脑膜刺激征阳性，意识障碍逐渐加重，出现昏迷阵挛性或强制性惊厥发作	感染和急性脑功能障碍表现明显，颅内压高，脑膜刺激征阳性
预后	早期结核脑后遗症少，晚期结核脑发生后遗症者约占2/3	1/3幸存者留有神经系统后遗症，6个月以下婴儿后遗症更严重
惊厥家族史	可有高热惊厥家族史	可有癫痫家族史

癫痫（epilepsy）

癫痫是一种以具有持久性的产生癫痫发作的倾向为特征的慢性脑部疾病。癫痫不是单一的疾病实体，而是一种有着病因基础、临床表现各异但以反复癫痫发作为共同特征的慢性脑功能障碍。

【思考题】

若该名患儿持续昏迷，GCS评分为3分，请问针对患儿的护理措施有哪些?

（编者：张建飞、张杨、秦秀群）

第十一章　中毒与意外患儿的护理

第一节　溺　水

临床病例

现病史

患儿，男，5岁，因溺水后意识消失10分钟入院，于家属陪同下用救护车送入急救室。

患儿意识消失，颈动脉无搏动，无呼吸，瞳孔等大等圆，直径为7 mm，对光反射迟钝，口唇发绀，颜面部水肿，口角及鼻腔可见淡红色液体流出，四肢冰冷，肌张力减弱，伴有大小便失禁。

患儿既往体健，无麻疹、水痘、肝炎、结核等传染病史，无食物、药物过敏史。

【问题1】目前患儿处于什么状态，应如何进行抢救？

关键词：意识消失、颈动脉无搏动、无呼吸

患儿意识消失，颈动脉无搏动，无呼吸，属于溺水后心脏骤停状态，须紧急抢救。

（1）清理呼吸道。迅速清除口、鼻腔中的污水、污物、分泌物及其他异物，保持呼吸道通通畅。

（2）心肺复苏。淹溺者出现心跳停止，建立有效通气是急救的首要措施。清理呼吸道后，需要立即进行心肺复苏。应用呼吸球囊进行加压给氧，帮助呼吸，胸外心脏按压与人工呼吸的次数比为单人抢救时30∶2，双人抢救时15∶2。心肺复苏过程中要注意观察大动脉搏动、神志、瞳孔变化、缺氧是否改善、自主呼吸是否恢复。

（3）心电监护及建立静脉通路。立即予心电监护，监测生命体征。建立静脉通路，保证抢救用药，补充电解质。

（4）复温。淹溺者浸在水中常会发生低体温，低体温时会影响心肺复苏的效果，故应该积极复温。可借助毛毯、棉被、热水袋、复温毯等进行复温。

知识链接

国际复苏联盟将溺水定义为一种淹没或浸润（submersion/immersion）于液态介质中而导致呼吸障碍的过程。因此，溺水并非时间上某一点的概念。这句话暗含的意思是气道入口形成一道液/气界面，它可以阻止人进一步呼吸，在这一过程之后溺水者可能存活或死亡。

溺水发生后，上呼吸道吸入水反射性引起咳嗽及吞咽反应，喉头反射性痉挛致声门关闭，或者呼吸道被水、泥沙所阻塞，导致低氧血症和意识丧失，甚至引起呼吸骤停，而缺氧加重又会引起心搏停止。

初步治疗

患儿心肺复苏后，心率恢复至100次/分，呼吸不规则，血氧饱和度为75%，瞳孔等大等圆，大小为7 mm，对光反射迟钝，血压为88/48 mmHg，气管插管接呼吸机辅助通气，经气管内可吸出大量粉红色泡沫痰，予肾上腺素经气管内滴入；使用甘露醇脱水，四肢皮肤微发绀、微冷。转入儿科重症监护室进一步治疗。

【问题2】针对患儿目前的情况，需首要处理的护理问题是什么？

关键词：脑水肿、肺损伤

患儿溺水后，由于窒息缺氧，导致脑水肿，出现抽搐，可危及患儿生命或可使患儿遗留严重的后遗症，须紧急处理。

（1）控制抽搐。及时给予药物止惊治疗，控制抽搐发作。必要时部分患儿可能需要预防性使用抗癫痫类药物，避免癫痫发作。

（2）防治脑水肿。①脱水剂。可用20%甘露醇5～10 mg/kg于30分钟内快速滴注，开始时4～6小时使用一次，可连用3～5天。②利尿剂：速尿0.5～1.0 mg/kg，每8～12小时使用一次。③过度通气。在机械通气时行过度通气使$PaCO_2$维持在25～30 mmHg，可使脑血管收缩起到降颅压的作用，维持时间长短依脑水肿轻重程度而定，通常为48～72小时。④亚低温治疗。有人主张将脑部降温至 32 ~ 33 ℃，头部使用冰帽或冰槽降温，脑部降温可减少脑耗氧量。在确定无脑水肿后，以每天 0.5 ~ 1.0 ℃ 的速度复温至 36 ℃，再恢复至正常。

（3）完善相关检查，如脑部 CT 检查。

检查

　　入院后，对患儿进行体格检查。体温 34 ℃，心率 140 次 / 分，呼吸频率 37 次 / 分，血压 88/48 mmHg。发育正常，营养良好。神志昏迷，呼吸弱，瞳孔等大等圆，直径为 7 mm，对光反射迟钝，全身皮肤黏膜颜色苍白，皮肤冰冷。全身浅表淋巴结未触及。双肺呼吸音对称，双下肺可闻及湿啰音。全腹膨隆，肝脾肋下未触及。颈软，巴宾斯基征阴性，克尼格征阴性。

　　血常规：白细胞 11.61×10^9/L，中性粒细胞百分率 78.40%，C 反应蛋白 0.400 mg/L。肝功能、生化检验未见异常。血气分析示：pH 7.124，PO_2 76 mmHg，PCO_2 56 mmHg，K^+ 4.9 mmol/L，Na^+ 130 mmol/L。胸片显示：双肺透亮度降低，可见渗出性病变。

【问题 3】此时针对患儿的护理问题及护理措施有哪些？
关键词：低温、水电解质紊乱

（1）气道护理。保持呼吸道畅通，加强气道护理，观察气道分泌物的性质。

（2）纠正酸中毒及水电解质紊乱。恢复通气功能后，应积极纠正酸中毒。常用 5% 碳酸氢钠 5 mL/kg 稀释后静脉滴注，适量补充氯化钠溶液、浓缩血浆和白蛋白，及时纠正高钾血症，若出现稀释性低钠，应给予利尿剂加速液体排出，并将心率与血压维持在正常范围。

（3）体温监测。对于低温溺水者应监测深部体温，通常测定直肠温度及骨膜温度，防止低体温。对于冷水溺水者，及时复温对预后非常重要，应用加热装置如热水袋、复温毯等方法进行体温复温。

（4）严密观察病情变化。密切观察患者生命体征和尿液等变化，观察患儿痰液的性质、颜色和量；听诊肺部啰音及心率、心律等情况；可进行中心静脉压检测，将 CVP、动脉压及尿量三者结合起来分析，指导输液。

知识链接

根据介质的不同，溺水可分为淡水淹溺和海水淹溺两种类型（表11-1）。

表11-1　淡水淹溺和海水淹溺

检验项目	海水淹溺	淡水淹溺
血容量	减少	增加
血液性质	血液浓缩	血液稀释
红细胞损害	很少	大量
血浆电解质变化	高血钠，高血钙，高血镁	低钠血症，低氯血症和低蛋白血症，高钾血症
心室颤动	极少发生	常见
主要致死原因	急性肺水肿，急性脑水肿，心力衰竭	急性肺水肿，急性脑水肿，心力衰竭，心室颤动

出院

患儿一般情况可，无发热，无气促、喘息，无腹胀、腹痛、腹泻，无尿少、浮肿，精神、胃纳可，大小便正常。

查体：神清，精神反应可，全身皮肤黏膜红润，无苍白、发绀，浅表淋巴结无肿大。咽无充血。呼吸平顺，双肺呼吸音清，未闻及干湿啰音。心腹查体无异常。病理征未引出。

予出院。

【问题4】对该患儿出院指导的要点有哪些？

（1）注意观察患儿有无抽搐、头痛、呕吐、烦躁不安及嗜睡等现象，若出现上诉现象应及时到医院就诊。

（2）小孩尽量不要接近水域或应在大人陪同下，选择安全的游泳场所，对场所的环境要了解清楚。

（3）游泳前要做好热身运动，游泳时切勿太饿、太饱。饭后1小时才能下水，以免抽筋。不要在过冷的水中游泳，游泳时间不宜过长。

（4）游泳时一旦出现痉挛，不必惊慌，可采取仰卧位，头顶向后，口向上方，使口鼻露出水面，让身体漂浮于水面，等待他人的救助，或慢慢向岸边游，上岸后按摩或热敷患处。

【思考题】

若在淹溺现场应如何对患儿进行抢救?

（编者：王曼芝、段孟岐）

第二节　有机磷农药中毒

临床病例

现病史

患儿，女，7岁，因"误食有机磷农药半小时"来急诊就诊。初步病史采集如下:

入院前半小时，其家长发现患儿误食有机磷农药，量不详，病程中出现神志不清，口干，恶心，呕吐2次，呕吐物为大蒜味。无腹痛、腹泻、呼吸困难、抽搐等症状。

患儿系G1P1，足月顺产，否认窒息史，出生体重3 kg，生后混合喂养，按时添加辅食，生长发育正常。

父母体健，非近亲结婚，无遗传性疾病。否认既往史，否认食物及药物过敏史。

【问题1】该病例是否为有机磷农药中毒? 依据是什么?

关键词: 神志不清、大蒜味呕吐物

该病例为有机磷农药中毒。依据是: 患儿有误服有机磷农药史，病程中出现神志不清、恶心、呕吐，且呕吐物有大蒜味，符合有机磷农药中毒的表现。

> **知识链接**
>
> 　　有机磷农药中毒的临床表现：有口服、喷洒或其他方式有机磷农药接触史，呼出气体和呕吐物可闻及有机磷杀虫剂特有的大蒜臭味；毒蕈碱样症状，患者可出现恶心、呕吐、腹痛、多汗、全身湿冷、流涎、尿频、大小便失禁、瞳孔缩小（严重时呈针尖样缩小）等症状；烟碱样症状，患者可出现肌束颤动、牙关紧闭、抽搐、全身紧束压迫感等症状，后期可出现肌肉减退和瘫痪，甚至呼吸肌麻痹；中枢神经系统症状，如头痛、疲乏、烦躁不安、抽搐和昏迷等。
>
> 　　病情分类：①轻度中毒，以毒蕈碱样症状为主，胆碱酯酶（CHE）活力值为 50%～70%；②中度中毒，除毒蕈碱样症状外，出现烟碱样症状，CHE 活力值为 30%～50%；②重症中毒，除上述两种症状外，还出现昏迷、肺水肿、呼吸麻痹、脑水肿等症状，CHE 活力值一般在30% 以下。

【问题 2】针对患儿目前的情况，需首要处理的救治问题是什么？

关键词：神志、呼吸

　　患儿就诊时已出现神志不清，呼吸微弱不规则，病情进展可危及患儿生命或使患儿遗留严重的后遗症，需紧急处理。

　　（1）迅速清除毒物。尽快清除毒物是挽救患者生命的关键。针对口服中毒者，彻底洗胃是切断毒物继续吸收的最有效方法，用清水、2% 碳酸氢钠溶液（敌百虫忌用）或 1∶5000 高锰酸钾溶液（对硫磷忌用）反复洗胃，直至洗清为止。由于毒物不易排净，故应保留胃管，定时反复洗胃。对于未确定有机磷杀虫药种类的情况应用清水或者 0.45% 的生理盐水彻底洗胃，直至胃液澄清为止，再用硫酸钠导泻。

　　（2）紧急复苏。急性有机磷杀虫剂严重患者常因肺水肿、呼吸肌麻痹、呼吸衰竭而死亡。一旦发生上述症状，应紧急采取抢救措施，及时清除呼吸道分泌物，保持呼吸畅通，必要时给予机械通气；若发生心脏骤停，应给予心肺复苏等抢救措施。

　　（3）解毒剂的应用。应用原则为早期、足量、联合、重复用药。①抗胆碱药，代表药物有阿托品和盐酸戊乙奎醚。阿托品能阻断乙酰胆碱作用，解除或减轻毒蕈碱样症状和中枢神经系统症状，改善呼吸中枢抑制；盐酸戊乙奎醚主要选择性作用于脑、腺体、平滑肌等部位 M1、M2 型受体，而对心脏和神经元突触前膜 M2 型受体无明显作用，因此对心率影响小。②胆碱酯酶复能剂，能使被抑制的胆碱酯酶恢复活力，其代表药物有碘解磷定、氯解磷定等。③解磷注射液，为含有抗胆碱剂和复能剂的复方注射液，起效快，作用时间较长。

（4）对症治疗。有机磷农药中毒常伴有多种并发症，如酸中毒、低钾血症、严重心律失常、休克等，应及时对症治疗。

检查

体格检查：体温 36.5 ℃，脉搏 56 次 / 分，呼吸频率 30 次 / 分，血压 97/54 mmHg，发育正常，营养良好。神志昏迷，呼吸弱且不规则，瞳孔针尖样，对光反射迟钝，全身皮肤黏膜颜色正常，皮肤湿冷，流涎，呼出气体可闻及大蒜臭味；肌束颤动，牙关紧闭，四肢抽搐，大小便失禁，全身浅表淋巴结未触及。肝脾肋下未触及。颈软，巴宾斯基征阴性，克尼格征阴性。双肺散在湿啰音，双肺呼吸音对称，双肺呼吸音粗。心律齐，心音强度正常。

血常规：白细胞（WBC）14×10^9/L，血红蛋白（HGB）98 g/L，C 反应蛋白（CRP）< 1 mg/L。血气分析：pH 7.431，$PaO_2$114 mmHg，$PaCO_2$42 mmHg，Lac 2.6 mmol/L，BE −3.7 mmol/L。心电图显示窦性心律不齐；胸片显示双肺纹理粗多；全血胆碱酶活力测定（CHE）30%。

诊断

急性有机磷农药中毒。

【问题3】此时针对患儿的主要护理问题及护理措施是什么？
关键词：有机磷农药中毒、神志昏迷

患儿入院后，出现昏迷且呼吸弱、不规则，须严密观察病情，围绕原发病进行针对性治疗。

1. 保持呼吸道畅通

患儿出现呼吸弱且不规则等症状，应及时有效清理呼吸道分泌物，保持呼吸道畅通，必要时气管插管或气管切开，应用机械通气。

2. 洗胃护理

（1）洗胃要及早，彻底和反复进行，直到洗出的胃液无农药味且澄清为止。

（2）敌百虫中毒时应选用清水洗胃，忌用碳酸氢钠溶液及肥皂水洗胃。

（3）洗胃过程中应严密观察患儿的生命体征变化，若发生呼吸、心搏骤停应立即抢救。

（4）洗胃的最佳时间为中毒后 6 小时内，即使超出胃排空时间也应进行洗胃，无论中毒时间长短均应洗胃；保留胃管，4～6 小时后进行第二次洗胃。

3. 用药护理

（1）早期遵医嘱给药，边洗胃边应用特效解毒剂，首次给药应足量。

（2）复能剂若应用过量、注射过快或未经稀释，可发生中毒，抑制胆碱酯酶，发生呼吸抑制。用药时应给予稀释后缓慢静脉推注或者缓慢静脉滴注为宜。

（3）复能剂在碱性溶液中不稳定，容易水解成为剧毒的氰化物，所以禁止与碱性药物配伍使用。

（4）碘解磷药物刺激性强，漏于皮下可引起剧痛及麻木感，应确定针头在血管内方可注射给药，不能肌肉给药。

4. 病情观察

（1）严密观察患儿的生命体征，如患儿的体温、脉搏、呼吸、血压等的变化。

（2）密切观察患儿的神志与瞳孔变化，多数患者会出现意识障碍，瞳孔缩小为有机磷农药中毒的体征之一。

（3）预防中毒后"反跳"。某些有机磷农药中毒患者，经抢救后临床症状好转，可在数日至一周后，病情急剧恶化，再次出现中毒症状，甚至昏迷、肺水肿或者突然死亡，因此，应严密观察"反跳"的先兆症状。

（4）预防中间型综合征。一般在急性中毒后 1～4 天，急性中毒症状缓解后，患者突然出现以呼吸肌、脑神经运动支配的肌肉以及肢体近端肌肉无力为特征的临床表现。患者发生颈、上肢和呼吸肌麻痹。累及颅神经者，出现睑下垂、眼外展障碍和面瘫。肌无力可造成周围呼吸衰竭，此时需要立即呼吸支持，如未及时干预则容易导致患者死亡。

病情变化

患儿在使用阿托品治疗期间出现了瞳孔较前扩大、皮肤干燥、分泌物减少、无汗、口干、肺部啰音消失、心率增快等阿托品化表现。

【问题4】使用阿托品治疗期间应注意什么？如何区分阿托品化和阿托品中毒？

关键词：阿托品中毒

使用阿托品治疗期间应注意：

（1）由于阿托品化与阿托品中毒的使用剂量相近，因此，在使用过程中应严密观察病情变化。

（2）应预防阿托品中毒，给予充分吸氧，使患儿血氧饱和度维持在正常范围内。

（3）由于胆碱酯酶在酸性环境中作用会减弱，所以应严密观察并遵医嘱纠正酸中毒。

（4）使用大量低浓度阿托品输液时，可发生血液低渗，导致红细胞破坏，发生溶血性黄疸。

知识链接

如何区分阿托品化与阿托品中毒？详见表11-2。

表11-2 阿托品化与阿托品中毒的区分

项目	阿托品化	阿托品中毒
神经系统	意识清楚或模糊	谵妄，幻觉，双手抓空，抽搐，昏迷
皮肤	颜面潮红，干燥	紫红，干燥
瞳孔	由小扩大后不再缩小	极度散大
体温	正常或轻度升高	高热，体温超过40 ℃
心率	不超过120次/分，脉搏快而有力	心动过速，甚至室颤发生

> **出院**
>
> 　　患儿一般情况可，无诉特殊不适，停药 2～3 天后未出现恶心、呕吐、流涎等症状，血清全血胆碱酯酶活力测定为 85%；睡眠、饮食可，二便正常。
>
> 　　查体：神清，精神可，全身皮肤黏膜红润，无苍白、湿冷，浅表淋巴结无肿大。咽无充血，呼吸平顺，双肺呼吸音清，未闻及干湿啰音。心腹体查无异常，病理征未引出。
>
> 　　予出院。

【问题 5】对该患儿出院指导的要点有哪些？

（1）向患儿及其家长讲解预防中毒的相关知识，告知家长对一切药品或有毒物品都应妥善保管，防止小儿误食而导致中毒。

（2）若患儿再次接触有机磷农药，应立即将患儿撤离中毒现场，迅速脱去污染的衣物，用肥皂水彻底清洗污染的皮肤、毛发、外耳道、手部、指甲等，然后用微温水冲洗干净；口服中毒者，应及时催吐。若出现头晕、胸闷、恶心、呕吐等有机磷农药中毒症状应及时就医。

（3）患儿出院后应在家休息 2～3 周，遵医嘱按时服药，不可单独外出，以免发生迟发性多发性神经病，若发现患儿下肢无力、瘫痪、四肢肌肉萎缩应立即就医；3 个月内避免接触有机磷农药，以防止再次中毒。

【思考题】

　　如果该名患儿入院经抢救临床症状好转后数日至 1 周后病情急剧恶化，那么首要的救治问题有哪些？

（编者：王曼芝、段孟岐）

第十二章　儿童发育行为

第一节　童年孤独症（自闭症）

临床病例

现病史

　　患儿，男，3岁1月，因社交落后1年余，前来儿童发育行为专科门诊看诊后收入院进一步诊治。患儿一年余前被发现语言发育落后，1岁9个月不会说有意义的话，现有自言自语，有仿说，主动沟通性语言少。患儿目光对视差，叫名无反应，不听指令，不合群，不喜欢和小朋友玩，不会展示、分享、炫耀，有需求会拉着大人的手去做，较少有模仿动作，不会玩假扮和合作性游戏。患儿喜欢重复玩车轮、按开关门铃，喜欢重复排列玩具和积木，喜欢重复看电视广告或天气预报，喜欢重复转圈，喜欢重复听某一首音乐或看某个动画片段，坚持将物品放置在固定位置。患儿好动，坐不住，精力充沛，容易发脾气，情绪波动大，生气时有时会打家里人，有自伤行为，不满足要求时会撞头，生活自理能力差，比较挑食，不吃瓜类蔬菜，不会自己吃饭，不会穿衣、如厕，父母离开不会跟随，不怕陌生人。

　　患儿母亲孕期体健，患儿系G2P2，足月顺产，出生体重3 kg，出生时无产伤及窒息史，按计划进行计划接种，1岁1月走路，余大运动与同龄儿相仿，主要照顾者是爷爷奶奶和爸爸妈妈，教育方式比较溺爱。

　　父母体健，非近亲结婚，父亲性格相对比较内向，有一个6岁的姐姐，读一年级，行为发育无异常，否认遗传性疾病史，家庭经济和居住环境一般。

检查

　　神清，精神、反应可，无特殊面容。体格检查：体温36.5 ℃，身高 98 cm，体重 15.8 kg，头围 49 cm，全身皮肤黏膜无黄染、皮疹，心肺腹及神经系统体查未见明显异常。

行为观察：目光对视少，叫名无反应，不听指令，无共同注意，无手指指物，无点头、摇头示意，无分享、展示，有自言自语、重复语言，缺乏沟通性语言，喜欢重复玩车轮、排列积木，喜欢转圈，有看手甩手特殊手部动作，容易兴奋上下蹦跳。

辅助检查：孤独症诊断会谈问卷（ADIR）示：社会互动异常 20 分（截止分 10 分），沟通异常 14 分（无口语截止分 7 分），局限、重复、刻板在行为模式 7 分（截止分 10 分），在 36 个月或之前发展异常的迹象 5 分（截止分 1 分）。孤独症诊断观察量表（ADOS）示：沟通 8 分（孤独症切截点 4 分，孤独症谱系障碍切截点 2 分），互动性社会互动 10 分（孤独症切截点 7 分，孤独症谱系障碍切截点 4 分），沟通 + 社会互动总分 18 分（孤独症切截点 12 分，孤独症谱系障碍切截点 7 分），游戏 4 分，刻板行为和局限兴趣总分 4 分。韦氏幼儿智力量表示：语言理解指数 ≤ 45，视觉空间指数 80，工作记忆指数 ≤ 45，总智商 58 分。婴儿—初中生活能力评定结果示：轻度缺陷。孤独症心理教育评估（PEP-3）示：沟通程度严重，体能程度中度，行为程度中度。头部 MRI、脑电图、听力检查均未发现异常。

诊断

童年孤独症（孤独症谱系障碍）。

家长忧虑

家长得知孩子确诊童年孤独症时，十分震惊和怀疑，感到不知所措，不愿得到这样的答案，甚至不能接受，表现得特别焦虑，忧心忡忡，并提出很多疑问：为什么孩子会得这个病？预后怎么样？我们该怎么办呢？

【问题 1】如何引导家长认识和面对孤独症？

关键词：童年孤独症、家长心理

（1）对家长进行儿童孤独症相关知识的宣教，告知家长孤独症是一种普遍的儿童发育行为疾病，没有特效药治疗，但是通过特殊教育训练可以明显改善。向家长介绍临床上恢复得很好和成功治愈的案例。

（2）家长必须进行心理调整，摆正心态，全家行动起来，寻求社会资源支持和帮助，尽早对患儿进行干预，全面为孩子建立良好的生态系统。

（3）指导家长用爱和理解包容的心，发现孩子身上的闪光点，用爱心、耐心、恒心付出，为孩子的每一个小小的进步而骄傲，树立家长的信心。

（4）家长有时有太多的心理压力问题，必要时可找心理医生进行心理辅导，创造良好和谐的家庭氛围对孩子的康复有很大的帮助。

知识链接

孤独症谱系障碍是由社会交往障碍、语言和非语言交流障碍、狭隘兴趣和重复刻板行为这三大特征为主要表现的常见儿童发育行为疾病。目前病因不明确，越来越多的证据表明孤独症病因主要与遗传因素和环境因素有关。其患病率有不断上升的趋势，据不同国家的统计表明，全球发病率约为1%，美国发病率甚至接近2%，男童发病率明显高于女童，约为5∶1，可见孤独症谱系障碍非常普遍。本病具有强有力的早期识别行为标示（五不）：不（少）看、不（少）应、不（少）指、不（少）语、不当。

孤独症谱系障碍诊断相关的金标准测评为ADOS和ADIR，大于截点分即存在异常，分值越大，则异常程度越高。

【问题2】孩子存在明显的社交落后，应如何改善孩子的社交障碍？

关键词：童年孤独症、社交障碍

（1）加强对家长进行儿童孤独症相关训练知识的宣教，社交障碍是孤独症儿童最核心的缺陷。

（2）指导家长学习自然情景下以家庭"结构化—社交—行为（BSR）"干预方法为主的综合教育及训练，以社交互动训练为核心进行训练。

（3）坚持教育"三原则"（理解、容忍、接纳），快乐改变孩子的行为，注重特殊兴趣和能力的培养和转化。

（4）社交无处不在，从早上到晚上睡觉，别让孩子一个人独自闲着或独自忙着，尽量让孩子处于与人密集地你来我往的快乐互动情境和活动中。

（5）根据孩子的能力，科学性设定合理的社交训练的目标，遵循孩子的兴趣，精心设计互动的社交游戏。

（6）采用丰富的训练方法和技巧，如利用孩子的需求制造交流，利用停顿、变化制造交流，利用游戏让孩子学习社交，利用共同完成任务让孩子学会社交，利用社交图片和社交故事让孩子爱上社交。

【问题3】如何提高孩子的语言表达能力？

关键词：童年孤独症、语言落后

（1）改变家长的错误认识。家长一直最关注的是孩子的语言落后，通常认为孩子没有什么问题，就是不会说话，只要孩子说话，问题就解决了。但是语言不是孤独症的核心障碍，孩子的认知和社交的进步，才是实质性的进步。

（2）提高语言能力的关键在于训练孩子看、指、应、说，内容包括目光对视，叫名能应，听从指令，依指令、顺应家长的指令去看物，同时注意某处发出的声响，手指物提出要求，正确叫人，认物等。

（3）使用应景式语言旁白技术。在自然情境下，用儿童的口吻提供语言刺激，例如，离开时说"拜拜"，出门时说"开门""穿鞋子"，回答时说"好"，拒绝时说"不要"，提问时说"这是什么"，征求意见时说"可不可以"，让孩子学会模仿说话。

（4）训练目标是孩子不但会说话，而且要说有意义的话，用语言满足孩子社交的需求，提高孩子的语言能力，减少孩子在情绪等方面的问题行为。

【问题4】如何处理孤独症孩子发脾气、破坏性和攻击性行为？

关键词：童年孤独症、发脾气、破坏性、攻击行为

（1）孤独症孩子发脾气的主要原因在于他们的社交能力和语言表达能力落后，不能用恰当的方式将自己的需求表达出来，所以处理发脾气行为的根本在于改善患儿的交流能力和认知能力。

（2）处理孩子发脾气的问题。要分析孩子发脾气的原因，并按照不同的原因给予相应的对策，对不合理要求没有得到满足的，应对方法就是"故意忽视法"。

（3）处理破坏性和攻击性行为。孤独症孩子出现这些问题一样是社交能力不足的表现，所以应教会孩子正确的替代行为，多采用"暂时隔离法"，正确实施"暂时隔离法"，贯彻坚持原则。

（4）应对孤独症儿童发脾气、攻击破坏行为的长远对策，是学习"三原则"，即提升社交沟通能力、提高挫折承受能力、学习和善用"篮子策略"。

知识链接

自闭症儿童发脾气的原因与对策建议详见表12-1。

表12-1 自闭症儿童发脾气的原因与对策建议

发脾气的原因	处理对策
合理要求未获得满足，如口渴、饥饿、尿急、想吃零食	按时进食、喝水、排尿，适当吃零食，满足合理需求
身体不适，如困了、累了、肚子痛、身上痒、生病	敏锐发现问题；合理安排规律生活；及时处理身体不适；治疗疾病
刻板行为（如转圈、撕纸、玩手机、看广告、排列积木、翻书等）被家长打断中止	让孩子忙碌于有计划的活动中；将有意义的刻板活动整合到结构化程序活动中；部分刻板行为可以接受
感觉异常，对某些声音、图像、布料（衣领）、食物等过度敏感	在理解容忍的基础上尽量避免让其接触敏感物，例如戴耳机、避开特定图像、不穿特定衣服、减少某些食物的进食
特殊恐惧行为，如怕黑、怕狗、怕陌生人	予以理解，适度避开；无法避开时可在愉悦的环境下少量反复接触某些特定害怕事物
不合理要求未获得满足，如要吃更多零食、要拿别人的玩具时被拒绝和批评，在商场随便取喜欢的物品被拒绝，等等	不劝慰、不唠叨、不满足、不斥责、不打骂、不理睬；如啼哭停止，要及时表扬孩子；可转移注意力到其他活动上
躲避不感兴趣的任务，躲避中高难度的任务，跑开后被带回	适当根据兴趣调整训练内容；调整或降低训练内容的难度
躲避合理任务，跑开后被带回	有计划地故意忽略，坚持按照规定时间、规定程序完成任务
遭受惩罚打骂后不高兴生气	避免打骂教育，用合理温和的方法惩罚不良行为
原因不明	安慰、拥抱；观察、思考查找原因（定有原因）

篮子策略详见表12-2。

表12-2　篮子策略

篮子	篮子A	篮子B	篮子C
适合"放"的行为	涉及安全的重要行为（尽量少）	非常需要矫正的问题行为（别太多）	无关紧要、鸡毛蒜皮的"问题行为"（一定数量）
例子	打人、推人、伤害他人、扔东西、破坏行为	无故哭闹、不肯学习、固执要求、抢东西、过分沉迷等	零乱、不整洁、尖叫、行为古怪、姿势不好、生闷气
策略	谨慎纳入 坚决处理 冷静、不让步 温和的惩罚	理解、引导、培养 与孩子商量着解决 与孩子斗智斗勇 行为矫正方法	忽略、不理睬 必要时可提到篮子B处理
目的	维持家长的权威，保证基本的安全和要求	提高孩子的能力，培养其适应能力和挫折承受能力	认识到孩子能力有限，为大家营造平和的环境
家长需付出的代价	可能要承受孩子大闹一场，不惜代价	要付出很多的心思和智慧，在经验中成长	要有足够的忍耐力，学会容忍一些"看不过眼"的行为

【问题5】如何处理孤独症儿童多动、注意力不集中的问题？

关键词：童年孤独症、多动、注意力不集中

（1）孤独症儿童在训练中多动、注意力不集中是令家长头疼的问题，家长应该知道这背后的原因依然是孩子的社会交往障碍，要理解、接纳、包容，通过系统的训练提高孩子的能力是关键。

（2）结构化教育（合理的课程安排、运用时间程序表、有针对性的视觉提示、结合孩子特点的课室布置、个性化的课程时间设置等）是改善孤独症儿童注意力不集中的好方法。

（3）兴趣是注意力集中最重要的来源，安排恰当的训练内容可以提高孩子的注意力，利用孤独症儿童的视觉学习的特点，将事物简单化，采用有趣的多种形式教会孩子理解、辨认并掌握事物。

（4）偶联活动法（一个不好玩的活动跟随一个好玩的活动）。家长宽容对待孩子的注意力分散，记住"黑屏理论"为自闭症儿童特点，他们往往不需专心学习也可以获得知识。

（5）孩子出现严重兴奋好动冲动时，可以使用药物治疗（利培酮、阿立哌唑）。

【问题6】在儿童孤独症患儿出院时，应重点对家长做哪些健康宣教？

关键词：儿童孤独症、家长健康教育

（1）全家总动员，团结一致，创造良好的生态环境，坚持开展以家庭为中心的特殊教育和训练，在日常生活中有组织、有计划地开展以社交为主的常规游戏和活动。

（2）坚持三心"耐心、爱心、恒心"，教育三原则"理解、容忍、接纳"，快乐改变孩子的行为，学会特殊兴趣和能力的培养和转化。

（3）坚持奖惩分明，灵活运用孩子的需求（动机和兴趣），用自然结果奖励良好行为，用自然结果惩罚不良行为，杜绝打骂。

（4）以社会交往、行为矫正、情绪调控的训练干预为核心内容，学习处理问题行为，掌握情绪调控，排除训练的障碍，合理运用"篮子策略"和"暂时隔离法"。

（5）书籍推荐:《与你同行》《SOS 救助父母》《HFA 家庭指南》《AS 完全指南》《如何引导暴躁的孩子》《致自闭症家长的一封信》《小明的一天》。

（6）定时复诊，必要时随诊。

（编者：陈妙盈、陈华丽）

第二节　注意缺陷多动障碍

临床病例

│现病史│

　　患儿，男，6 岁 10 月，慢性病程。患儿多动，表现为：好动，玩具随手乱丢，精力充沛，容易冲动，上幼儿园后老师反映多动，不听讲，上课时走来走去。患儿注意力不集中，表现为：经常做事丢三落四，上课时思想经常开小差；现在小学一年级经常课堂上小动作不停，上课纪律差，难以安坐，无法安心做作业，经常看漏题，写反字，离开座位乱跑，经常讲话过多，打断或侵扰别人。现在就读一年级，写作业拖拉，经常需要不停催促下才能完成，学习成绩不理想，经常不及格。爱和同学玩，但动作多，爱逗别人生气，和同学的关系差，容易发脾气，有时会冲动攻击别人，经常有破坏公物行为。

患儿母亲孕期体健，患儿为 G1P1，足月，顺产，出生体重 3.2 kg，出生时无产伤及窒息史，按计划进行预防接种，语言和运动发育与同龄儿相仿，主要照顾者是爷爷奶奶和爸爸妈妈，教育方式以包容和鼓励为主。

父母体健，非近亲结婚，否认遗传性疾病史，家庭经济和居住环境一般。

检查

专科查体：神清，精神可，无特殊面容，身高 118 cm，体重 23 kg，头围 51 cm。心、肺、腹及神经系统体查未见明显异常。

行为观察：叫名反应可，目光对视良好，会回答年龄、学校等简单问题，会打断医生的话，描述事件时逻辑性欠佳，不能描述细节，容易兴奋，小动作多，坐不住。

儿童韦氏智力测试：语言理解指数 100，知觉推理指数 85，工作记忆 97，加工速度 86，总智商 89。

注意缺陷 - 多动障碍（ADHD）评估量表：老师（8/9+6/9+2/8），父母（8/9+8/9+4/8）。

社会反应量表（SRS）：老师 96，父母 10。

诊断

注意缺陷多动障碍（attention deficit and hyperactivity disorder，ADHD）。

【问题 1】如何对患儿家长进行相关知识的健康宣教？

关键词：注意缺陷多动障碍、健康宣教

（1）相关疾病的知识教育。ADHD 是一种复杂的，可引起多种问题的精神障碍，单一的治疗往往难以达到显著持久的效果，需要由患儿、家长、教师、医生互相配合，从药物、心理、行为干预等多方位开展综合的治疗及教育，才能取得良好的疗效。

（2）家长要调整心态，接受事实，理解孩子的疾病，不要自责，克服个人不良情绪，积极面对，帮助孩子克服因 ADHD 而带来的各种困难。

（3）家长要正确认识和对待 ADHD，知道孩子的行为问题是由于自身控制困难所致，因此要理解且不能打骂孩子，不能侮辱其人格和损伤其自尊心。ADHD 是可以治疗的，孩子的不良行为表现也可以改正，应多鼓励孩子。

（4）家长需要做好心理准备，对 ADHD 孩子的教育需要付出比普通儿童更多的精力和时间，需要更多的耐心和努力，应积极配合医生治疗，掌握行为管理的技能和方法。

（5）家长要根据孩子的行为特点，适当调整对儿童的目标和期望值，以身作则，给孩子树立良好的榜样。

> **知识链接**
>
> 　　注意缺陷多动障碍（ADHD）是最常见的儿童期起病的神经疾病之一，以注意障碍、过度的活动和冲动控制力差为主要临床特征。研究发现，ADHD 发病特点几乎没有国家和地区性，目前的发病率为 3%～5%，男童发病率明显高于女童，男女发病比例为 2∶1 至 3∶1。发病病因机制至今不明了，目前不少学者认为该病是多种生物－心理－社会因素共同所致的一种综合征。
>
> 　　当孩子被诊断为 ADHD 时，家长往往不能接受，开始抱怨和自责，父母之间也相互责备，表现出对孩子无可奈何和愤怒的不良情绪。

【问题 2】如何进行注意缺陷多动障碍儿童的护理干预呢？

关键词：注意缺陷多动障碍、护理干预

（1）对 ADHD 孩子进行健康教育。告诉孩子该病是可治疗的，自己的缺点是可以改正的，让孩子树立起信心，使其发挥自身的主观能动力，加强自制力。

（2）家长要正确处理儿童的不良行为，既要耐心教育，又要严格要求；父母要与学校老师经常保持联系，互相反馈信息，共同促进患儿的病情好转。

（3）合理安排孩子的日常生活，培养儿童良好的生活习惯和学习习惯，让孩子少看电视和少上网，为孩子营造安静的学习和生活环境。

（4）发现孩子好的行为，及时给予奖励。家长可以准备一个记录孩子好行为的笔记本，每日记录好的行为，晚上和孩子分享，多给予鼓励，树立相互之间共同努力的信心。

（5）鼓励孩子多参加丰富多彩的文体活动，满足孩子对活动的需要，让孩子把多余的精力投到有意义的活动中去。如果出现攻击冲动的行为要及时制止。

（6）消除家庭中的不良刺激和影响，多与孩子沟通，让其讲出所有不满。家长对问题进行分析，对的给予肯定，错的给予矫正，使孩子心情舒畅，利于家长和孩子的融洽相处和互相合作。协调家庭关系，创造和谐的家庭气氛，防止家庭因素造成孩子的紧张焦虑和兴奋不安。

（7）运用认知行为技术，训练 ADHD 儿童自我控制、自我指导、思考和解决问题的能力。使孩子养成"三思而后行"的习惯及在活动时养成"停停、看看、听听"的习惯，达到自我调节。

（8）进行社交技能训练，可通过指导、示范、角色扮演的方法，感觉统合功能的训练，减轻孩子多动、注意力不集中、冲动的行为，增强孩子的自信心，提高他的社交能力。

家长忧虑

患儿遵医嘱使用药物哌甲酯（利他林）的缓释长效制剂（专注达）治疗，家长特别担心药物的副作用，怕影响孩子的生长发育。

【问题 3】如何进行药物治疗期间的健康宣教？

关键词：注意缺陷多动障碍、药物治疗

（1）对家长进行专科知识的健康宣教。向家长讲解 ADHD 的有关知识，在各种教育措施效果不明显时，不要拒绝药物治疗，该类药物是最常用的中枢兴奋剂，在儿童中使用具有安全性，介绍临床长期使用该药物起到明显效果的经验，消除家长对药物的顾虑。

（2）治疗中使用的中枢兴奋剂能够减少 ADHD 儿童多动、冲动性和攻击性行为，并改善注意缺陷。常用药物专注达常见的副作用是食欲减退、不易入睡、恶心、呕吐、腹痛或上腹不适、头痛、口干、易激惹、好哭、心率和血压增高等短期的不良反应，一般在 2 周后自动逐渐消失，无须特殊处理。指导家长监测药物不良反应，定期监测身高、体重，用药 3 个月后复查血常规、肝肾功能、血清泌乳素，门诊随诊。

（3）对学校老师方面的健康宣教。与学校建立良好的沟通，医生可向学校老师提供认识儿童ADHD的行为处方，以得到校方对这类孩子的理解、容忍和更多的关爱。在学校可以采用一些干预措施，在适当的时候和适当的地点给ADHD孩子充分活动的机会；在不影响他人的情况下允许孩子偶尔伸展手脚，不妨多给一些机会让其站起来回答问题；可让患儿坐前排靠近老师的位置，以便老师在患儿经常出现多动和走神时可悄悄提醒。及时反馈使用药物治疗的效果。

（4）定时复诊和随诊。

（编者：陈华丽、陈妙盈）

第三节　抽动障碍

临床病例

现病史

患儿，男，8岁，一个多月前出现经常眨眼、皱眉、耸肩、扭颈的动作，不时发出干咳声、清嗓子的声响，时间短暂，每天发作不规律，时缓解时又加密，尤其在学校上课时、学习比较紧张时会发作明显，近半个月症状加重，总感觉喉咙有异物，上课时不时发出干咳声、清嗓子的声响，经常被同学取笑，近期无法安心上课，学习成绩下降，拒绝再去学校上学。

患儿母亲孕期体健，患儿系G1P1，足月顺产，出生体重3.2 kg，出生时无产伤及窒息史，按计划进行疫苗接种，语言和运动发育与同龄儿相仿，主要照顾者是爸爸、妈妈，在教育方面比较严厉。

父母体健，非近亲结婚，否认遗传性疾病史，父母关系紧张，家庭经济和居住环境一般。

无药物过敏史，无服用兴奋性药物，既往无慢性抽动障碍。

检查

专科查体：神清，精神可，无特殊面容，身高122 cm，体重25 kg，头围52 cm。心、肺、腹及神经系统体查未见明显异常。

行为观察：叫名反应可，目光对视良好，能与医生进行互动性对话，有眨眼、皱眉、耸肩、扭颈，有干咳、清嗓子声，持续时间短暂。

辅助检查：脑电图检查无异常。

诊断

抽动障碍。

家长忧虑

当孩子出现各种抽动症状时，家长表现得特别紧张和忧心忡忡，妈妈反复问为什么孩子会得这样的病、治得好吗，担心使用药物治疗有太多的副作用。患儿自己也感到非常不自在，感觉很自卑。

【问题1】如何对患儿家长进行相关知识的健康宣教?

关键词：抽动障碍、家长、健康教育

（1）对家长进行抽动障碍相关知识的宣教，让家长了解相关的病因和发病机制与诱发因素，以及抽动症的性质和特征，让家长知道该病的后果并没有想象中那么可怕，大部分孩子预后较好，消除过度的焦虑和调整自己的心态有利于促进患儿的康复。

（2）告知家长家庭环境因素对患儿的影响，父母的期望值越高，教育方式越严格，家庭氛围越紧张，多发性抽动症的发生频率就越高。

（3）向家长解释病情，让家长了解那些表现并非孩子有意所为，家长不要责备孩子，发现孩子出现抽动症状时不要紧张，马上提醒孩子和矫正反而会使患儿集中注意，加重症状和增加家庭的紧张气氛。指导家长以正确的态度对待病情，更好地配合治疗，采用综合的家庭干预疗法，有利于缓解患儿的抽动症状。

（4）重视家庭和社会的作用，创造和谐的家庭气氛。家长要用足够的爱心和耐心对待孩子；对于在校的孩子，家长应与其老师做好沟通，让老师也能了解有关的医疗知识，并通过老师教导其他的同学不要取笑或歧视患儿，由此帮助孩子消除紧张、自卑的心理，从而减轻抽动的症状。

（5）饮食清淡，多吃富有营养、容易消化的食物，高蛋白和高热量的食物要限量，避免食用刺激性食物和饮用含咖啡因的饮料，生活要规律，科学安排作息时间，使生活内容丰富多彩，避免过度兴奋和疲劳。

知识链接

　　抽动障碍是一种以不自主的、突发的、快速的、反复的单一或多个部位的肌肉运动抽动和发声抽动为主要临床特征的慢性精神疾病，可伴有多动、注意力不集中、强迫性动作和思维或其他行为症状，多起病于儿童期和青少年期，少数可持续至成年。流行病学患病率为0.05%～0.10%，男女比率为3∶1至5∶1，病因及发病机制尚未明确，研究认为其可能是遗传因素、神经递质失衡、心理因素和环境因素等在发育过程中相互作用的结果。

【问题2】如何对孩子进行相关知识的健康宣教?

关键词：抽动障碍、孩子、健康教育

　　（1）向孩子做好解释工作，以平和的心态对孩子，向孩子解释抽动不是坏毛病，是一种病态，同感冒、发烧一样，不要过于紧张，它是可以治疗和改善的，帮助孩子认识自己的病，消除自卑感和情绪障碍等。

　　（2）鼓励孩子与他人交往，学会合作，讲礼貌，获得同伴的接纳，指导患儿进行放松训练，让孩子闭口有节奏缓慢地腹式深呼吸，以纾解心因性紧张，增强其克服疾病的信心。

　　（3）指导孩子进行自控力的训练，如做木头人，不许说话不许动，训练自控能力，指导孩子进行一些需全神贯注的活动，减少抽动的发作。

　　（4）护患之间建立良好沟通。护理人员对患儿进行精神安慰和正确的指导。医务人员主动与患儿接触与交谈，态度应和蔼可亲，创造一个安全、亲切、舒适的氛围，耐心了解患儿的个性和心理活动，多用表扬和鼓励的语言，对患儿讲解该病的知识，鼓励患儿积极配合治疗，运用正强化方法增强自制力，克服急躁的情绪，用消退法减少不良行为。

　　（5）教会孩子改善同伴关系的技巧，如何应对小伙伴的取笑，尝试以幽默的方式应对，提高孩子自身的自控和受挫能力，鼓励孩子多与同伴沟通，建立积极的伙伴交往。

　　（6）教育孩子在日常生活中要规律作息，培养良好的生活和学习习惯，提高自我管理能力，保持心情放松和避免过于紧张的情绪，与父母多沟通，建立良好的亲子关系。

【问题3】如何进行使用药物相关知识的健康宣教？

关键词：抽动障碍、药物治疗、健康教育

（1）向患儿及家长说明儿童抽动症使用药物治疗的原则，对于症状严重，影响儿童日常生活、学习和社交，单纯的心理行为治疗无效者，及早进行药物治疗效果较好。

（2）向患儿及家长进行用药指导，应遵医嘱合理全程用药，不能随意停药及调整药量，注意药物的不良反应。该孩子使用的是利培酮（维思通），副作用轻微，偶有体重增加、头痛、消化道反应、催乳素水平升高等，初始从小剂量开始，起始剂量为 0.5 mg/d，视情况逐渐加量，直到得到满意的效果或者出现副反应为止，发现问题及时就医。

（3）定时复诊和随诊。

（编者：陈华丽、陈妙盈）

参 考 文 献

[1] 陈自励. 新生儿窒息和多脏器损伤诊疗进展 [M]. 北京：人民卫生出版社，2014.

[2] 崔焱，仰曙芬. 儿科护理学 [M]. 6版. 北京：人民卫生出版社，2017.

[3] 杜亚松. 注意缺陷多动障碍多模式干预 [M]. 北京：人民卫生出版社，2014.

[4] 桂永浩，薛辛东. 儿科学 [M]. 3版. 北京：人民卫生出版社，2017.

[5] 胡亚美. 诸福棠实用儿科学 [M]. 8版. 人民卫生出版社，2015.

[6] 梁雪娟. 系统化护理在空气灌肠复位治疗小儿肠套叠中的应用效果观察 [J]. 中国肛肠杂志，2019，39（2）：63-64.

[7] 恩·克拉克. SOS！救助父母：处理儿童日常行为问题实用指南 [M]. 姚海林，姚枫林，译. 北京：北京师范大学出版社，1999.

[8] 邵肖梅. 实用新生儿学 [M]. 5版. 北京：人民卫生出版社，2019.

[9] 石永言，富建华.《2015年美国儿科学会新生儿复苏指南》解读 [J]. 中国实用儿科杂志，2016，31（6）：401-404.

[10] 万兴丽，苏绍玉，唐军，等. 早产儿出生后黄金小时体温集束化管理对入院体温及临床结局的影响 [J]. 中国当代儿科杂志，2018，20（8）：613-617.

[11] 王风清，谷申森，胡静，等. 快速康复护理干预在腹腔镜胆管空肠Roux-en-Y吻合术治疗胆道疾病中的应用 [J]. 腹腔镜外科杂志，2019，24（5）：386-387.

[12] 王华. 儿童抽动障碍必读 [M]. 沈阳：辽宁科学技术出版社，2017.

[13] 王立妍，崔洁，张春梅，等. 基于SSE教学模式的儿科护理学临床实训研究设计 [J]. 高校医学教学研究（电子版），2018，8（3）：44-47.

[14] 王卫平. 儿科学 [M]. 8版. 北京：人民卫生出版社，2015.

[15] 吴圣帽，蔡成. 新生儿营养学 [M]. 2版. 北京：人民卫生出版社，2016.

［16］徐雨婷，胡群.《2019年美国血液学会免疫性血小板减少症指南》儿童部分解读［J］.中国实用儿科杂志，2021，36（2）：81-85

［17］杨杰，陈超.新生儿保健学［M］.北京：人民卫生出版社，2017.

［18］张巍，童笑梅，王丹华.早产儿医学［M］.2版.北京：人民卫生出版社，2018.

［19］张玉侠.实用新生儿护理学［M］.北京：人民卫生出版社，2019.

［20］朱丽，张蓉，张淑莲，等.中国不同胎龄新生儿出生体重曲线研制［J］.中华儿科杂志，2015，53（2）：97-103.

［21］祝益民.儿科急危重症监护与护理［M］.2版.北京：人民卫生出版社，2017.

［22］邹小兵，静进.发育行为儿科学［M］.北京：人民卫生出版社，2005.

［23］邹小兵.与你同行［M］.北京：人民卫生出版社，2019.